Diogenes Taschenbuch 24713

de
te
be

WALTER TEVIS (1928–1984) war ein amerikanischer Schriftsteller. Nachdem er als junger Mann im Zweiten Weltkrieg im Pazifik gedient hatte, studierte er Literatur an der University of Kentucky und arbeitete lange Jahre als Lehrer und Universitätsdozent, ehe er freier Schriftsteller wurde. Von seinen Romanen wurden mehrere hochkarätig verfilmt (*Die Haie der Großstadt* mit Paul Newman, *Die Farbe des Geldes* mit Tom Cruise, *Der Mann, der vom Himmel fiel* mit David Bowie und neu als Serie mit Chiwetel Ejiofor). Seit dem weltweiten Erfolg der Netflix-Serie *Das Damengambit* mit Anya Taylor-Joy wird sein Werk wiederentdeckt.

Walter Tevis

Der Mann, der vom Himmel fiel

ROMAN

Aus dem amerikanischen Englisch
von pociao und Roberto de Hollanda

Diogenes

Die Originalausgabe erschien 1963 bei
Gold Medal Books, New York, unter dem Titel
›The Man Who Fell to Earth‹

Translated from the English language:
THE MAN WHO FELL TO EARTH
This edition published in arrangement with
Susan Schulman Literary Agency, LLC
Die deutsche Erstausgabe erschien 2022 im Diogenes Verlag
Covermotiv: Foto von Paul Cupido &
Joyce Kuipers, ›Teardrop‹, 2018

Veröffentlichts als Diogenes Taschenbuch, 2023

www.diogenes.ch
50/23/36/1
ISBN 978 3 257 24713 8

Für Jamie,
der Anthea besser kennt als ich

Inhalt

1985:
Ikarus versinkend

Kapitel 1 11
Kapitel 2 20
Kapitel 3 35
Kapitel 4 52
Kapitel 5 59
Kapitel 6 65
Kapitel 7 77
Kapitel 8 84
Kapitel 9 92
Kapitel 10 106

1988:
Rumpelstilzchen

Kapitel 1 115
Kapitel 2 132
Kapitel 3 146
Kapitel 4 158
Kapitel 5 168

Kapitel 6 202
Kapitel 7 213
Kapitel 8 219
Kapitel 9 234
Kapitel 10 243

1990:
Ikarus ertrinkend

Kapitel 1 251

Zitatnachweis 267

1985:
Ikarus versinkend

1

Nach zwei Meilen zu Fuß erreichte er eine Stadt. An der Ortsgrenze stand ein Schild mit der Aufschrift: Haneyville, 1400 Einw. Das war gut, eine perfekte Größe. Es war noch früh am Morgen. Er hatte diese Zeit für den Zwei-Meilen-Marsch gewählt, weil es dann kühler war, und noch niemand auf der Straße. Im schwachen Morgenlicht ging er an mehreren Häuserblocks vorbei, verwirrt von der Fremdheit – nervös und auch ein wenig verängstigt. Er versuchte, nicht daran zu denken, was er tun würde. Darüber hatte er sich schon genug den Kopf zerbrochen.

In dem kleinen Geschäftsviertel fand er, was er suchte, einen winzigen Laden namens The Jewel Box. Nicht weit davon entfernt, an einer Straßenecke, stand eine grüne Holzbank, auf die er sich setzte. Sein Körper schmerzte von der Anstrengung des langen Gehens.

Ein paar Minuten später sah er ein menschliches Wesen.

Es war eine Frau, eine müde wirkende Frau in einem weiten blauen Kleid, die über die Straße auf ihn zuschlurfte. Verblüfft wandte er den Blick ab. Sie sah irgendwie falsch aus. Er hatte geglaubt, dass sie etwa seine Größe haben würden, doch die hier war mehr als einen Kopf kleiner als er. Ihre Haut war rötlicher als erwartet und dunkler. Und auch das Äußere, das *Gefühl,* war seltsam – obwohl ihm bewusst war, dass sie anders aussehen würden als im Fernsehen.

Schließlich tauchten weitere Menschen auf der Straße auf, und alle waren mehr oder weniger gleich. Er hörte einen Mann im Vorübergehen: »… wie gesagt, solche Wagen bauen sie nicht mehr.« Zwar war die Aussprache eigenartig, weniger klar, als er erwartet hatte, trotzdem hatte er keine Probleme, den Mann zu verstehen.

Mehrere Menschen starrten ihn an, manche misstrauisch, aber das beunruhigte ihn nicht. Er rechnete nicht damit, dass man ihn belästigen würde, und nachdem er die anderen gemustert hatte, war er überzeugt, dass seine Kleidung einer Überprüfung würde standhalten können.

Als der Juwelierladen öffnete, wartete er zehn Minuten und trat dann ein. Hinter dem Tresen war ein untersetzter, rundlicher Mann mit weißem Hemd und Krawatte dabei, die Regale abzustauben. Der Mann hielt inne, musterte ihn einen Augenblick, ein wenig eigentümlich, und sagte dann: »Ja, Sir?«

Er fühlte sich übergroß, unbehaglich. Und plötzlich voller Angst. Er öffnete den Mund, um zu antworten. Es kam nichts heraus. Er versuchte zu lächeln, doch sein Gesicht schien zu erstarren. Tief im Innern spürte er einen Anflug von Panik, und einen Moment lang glaubte er, das Bewusstsein zu verlieren.

Der Mann starrte ihn immer noch an, sein Blick war unverändert. »Ja, Sir?«, wiederholte er.

Mit großer Willensanstrengung gelang es ihm zu sprechen. »Ich … ich würde gern wissen, ob Sie an diesem … Ring interessiert wären?« Wie viele Male hatte er diese harmlose Frage geplant, sie sich ein ums andere Mal vorgesagt? Und trotzdem hallte sie nun seltsam in seinen Ohren wider wie eine lächerliche Aneinanderreihung sinnloser Silben.

Der andere Mann starrte ihn weiter an. »Welchen Ring?«, fragte er.

»Oh!« Irgendwie brachte er ein Lächeln zustande. Er zog den goldenen Ring vom Finger der linken Hand und legte ihn auf den Tresen, voller Angst, die Hand des Mannes zu berühren. »Ich … bin auf der Durchreise. Mein Wagen hat eine Panne, ein paar Meilen die Straße runter. Ich habe kein Geld bei mir und dachte, vielleicht kann ich den Ring verkaufen. Er ist ziemlich wertvoll.«

Der Mann drehte den Ring in seinen Händen hin und her und betrachtete ihn argwöhnisch. Schließlich fragte er: »Wo haben Sie den her?«

Die Art, wie der Mann es sagte, schnürte ihm die Kehle zu. Stimmte irgendwas nicht? Die Farbe des Goldes? Etwas an dem Diamanten? Erneut versuchte er zu lächeln. »Meine Frau hat ihn mir geschenkt. Ist schon ein paar Jahre her.«

Das Gesicht des Mannes war immer noch undurchschaubar. »Woher soll ich wissen, dass er nicht gestohlen ist?«

»Oh.« Die Erleichterung war überwältigend. »Mein Name steht drauf.« Er fummelte seine Brieftasche aus der Brusttasche. »Und ich habe einen Ausweis dabei.« Er nahm den Pass heraus und legte ihn auf den Tresen.

Der Mann betrachtete den Ring und las laut vor: »T.J. von Marie Newton, zum Hochzeitstag 1982« und dann »18 K«. Er legte den Ring zurück, griff nach dem Pass und blätterte darin. »England?«

»Ja. Ich bin Dolmetscher bei den Vereinten Nationen. Das ist meine erste Reise in diese Gegend. Ich versuche, mir das Land anzusehen.«

»Hmmm«, sagte der Mann und musterte erneut den Pass. »Dachte ich doch gleich, dass Sie einen Akzent haben.« Als er das Bild fand, las er den Namen vor. »Thomas Jerome Newton« und sah dann wieder auf. »Keine Frage. Das sind Sie, eindeutig.«

Wieder verzog er den Mund zu einem Lächeln, und dieses Mal war es entspannter und echter, obwohl ihm immer noch schwindlig war und er sich komisch fühlte – immer war da dieses entsetzliche Gewicht seines Körpers, Gewicht, das von der bleiernen Schwerkraft dieser Welt rührte. Trotzdem schaffte er es, freundlich zu fragen: »Nun, hätten Sie dann vielleicht Interesse an dem Ring?«

* * *

Er bekam sechzig Dollar und wusste, dass er übers Ohr gehauen worden war. Doch was er jetzt hatte, war ihm mehr wert als der Ring, und mehr als die Hunderte von identischen Ringen in seinem Gepäck. Es regten sich die ersten Anzeichen von Zuversicht, und er hatte Geld.

Mit einem Teil davon kaufte er ein halbes Pfund Schinkenspeck, sechs Eier, Brot, ein paar Kartoffeln, Reis, etwas Gemüse – alles zusammen etwa fünf Kilo; mehr konnte er nicht tragen. Sein Auftauchen löste eine gewisse Neugier aus, doch niemand stellte Fragen, und von sich aus gab er keine Erklärungen ab. Es spielte keine Rolle; er würde in diese Stadt in Kentucky nie wieder zurückkehren.

Als er sie verließ, fühlte er sich einigermaßen gut, trotz des Gewichts und der Schmerzen in seinen Gelenken und im Rücken, denn er hatte den ersten Schritt geschafft, hatte einen Anfang gemacht und besaß jetzt sein erstes amerikanisches Geld. Doch als er eine Meile von der Stadt entfernt durch ein kahles Feld auf die niedrigen Hügel zulief, wo sein Lager war, überwältigte ihn plötzlich alles wie ein furchtbarer Schock – die Fremdartigkeit des Ganzen, die Gefahr, der körperliche Schmerz, die Unruhe. Er fiel zu Boden und blieb liegen, während Leib und Seele gegen die Gewalt rebellierten, die ihnen von dieser seltsamsten, fremdesten und abartigsten aller Welten angetan wurde.

Er war krank; krank von der langen, gefährlichen Reise, die er unternommen hatte, krank von all den Medikamenten – den Pillen, den Impfungen, den inhalierten Giften –, krank vor Sorge, der Vorahnung einer Katastrophe, und gebeutelt von der entsetzlichen Last seines eigenen Gewichts. Seit Jahren hatte er gewusst, dass er so etwas wie das hier spüren würde, wenn der Augenblick gekommen war, wenn er endlich gelandet wäre und anfinge, den komplexen, seit Langem vorbereiteten Plan umzusetzen. Diese Welt, wie intensiv er sie auch studiert, wie oft er seinen Part darin geprobt haben mochte, war so unglaublich exotisch, das Gefühl, jetzt, da er *fühlen* konnte, dieses Gefühl war einfach überwältigend. Er lag im Gras und übergab sich.

Er war kein Mensch, hatte aber große Ähnlichkeit mit menschlichen Wesen. Er war knapp zwei Meter groß, und manche Menschen sind noch größer. Sein bis über die Ohren fallendes Haar war so weiß wie das eines Albinos, das Gesicht hingegen leicht gebräunt mit blassblauen Augen.

Er machte einen extrem schlanken Eindruck, mit feinen Zügen, langen, schmalen Fingern und einer fast durchsichtigen Haut, unbehaart. Sein Gesicht hatte etwas Elfenhaftes, die großen, intelligenten Augen blitzten beinahe kindlich. Alles in allem machte er einen ziemlich jugendlichen Eindruck.

Es gab noch andere Unterschiede. Seine Fingernägel zum Beispiel waren künstlich, von Natur aus hatte er keine. Beide Füße hatten nur vier Zehen; Blinddarm und Weisheitszähne fehlten ganz. Er würde nie einen Schluckauf haben, denn sein Zwerchfell war wie der Rest seines hochentwickelten Atmungsapparats extrem robust. Die Brustausdehnung lag beim Atmen bei circa zwölf Zentimetern, und er war extrem leicht, wog nur um die vierzig Kilo.

Aber er hatte Wimpern, Augenbrauen, zwei entgegengesetzte Daumen, konnte mit beiden Augen sehen und hatte noch zahllose andere physiologische Merkmale eines normalen menschlichen Wesens. Er hätte keine Warzen entwickeln können, dafür jedoch Magengeschwüre, Masern oder Karies. Er war menschlich, aber nicht wirklich ein *Mensch*. Und wie ein Mensch war er anfällig für Liebe, Angst, heftigen körperlichen Schmerz und Selbstmitleid.

Nach einer halben Stunde ging es ihm besser. Sein Magen bebte noch immer, und er hatte das Gefühl, den Kopf nicht heben zu können, doch er spürte auch, dass die erste Krise überstanden war, und fing an, die Welt ringsum objektiver zu betrachten. Er setzte sich auf und blickte über das Feld, auf dem er sich befand. Es war eine schmutzige, flache Weide, mit kleinen Büscheln von verwelktem Horstgras, Unkraut und überall Flecken von glasigem, wieder gefrorenem Schnee. Die Luft war ziemlich klar und der Himmel bewölkt, sodass das diffuse, weiche Licht in seinen Augen nicht so schmerzte wie die grelle Sonne vor zwei Tagen. Am Ende einer Gruppe dunkler, kahler Bäume, die einen Teich säumten, stand ein kleines Haus mit Scheune. Das Wasser des Teichs schimmerte durch die Bäume, und bei diesem Anblick stockte ihm der Atem, so viel war es. Er hatte so etwas schon zuvor gesehen, in den beiden Tagen, die er auf dieser Erde war, sich aber noch immer nicht daran gewöhnt. Auch das war etwas, das er erwartet hatte, trotzdem war es jedes Mal ein Schock. Natürlich wusste er von den großen Ozeanen, den Seen und Flüssen, kannte sie, seit er ein kleiner Junge gewesen war, doch der tatsächliche Anblick von so viel Überfluss an Wasser in einem einzigen Teich war atemberaubend.

Auch in der Eigentümlichkeit des Feldes entdeckte er jetzt eine gewisse Schönheit. Es war ganz anders als das, was er erwartet hatte (so wie vieles auf dieser Welt, das er bereits entdeckt hatte), doch jetzt freute er sich an ihren fremdartigen Farben und Strukturen, den neuen Anblicken und Gerüchen. Oder den Geräuschen, denn er hatte ein scharfes Gehör und nahm viele seltsame und angenehme Laute im Gras wahr, das unterschiedliche Reiben und Zirpen der Insekten, die das kalte Wetter des frühen Novembers überlebt hatten, und wenn er wie jetzt den Kopf an die Erde presste, sogar das leise, feine Murmeln der Erde selbst.

Plötzlich erhob sich ein Flattern in der Luft, ein Aufruhr schwarzer Flügel, dann ein heiserer, klagender Ruf, und ein Dutzend Krähen flog über ihn hinweg und über das Feld davon. Der Antheaner sah ihnen nach, bis sie außer Sichtweite waren, und dann lächelte er. Letzten Endes wäre es doch eine schöne Welt.

* * *

Sein Lager stand in einer kahlen, sorgfältig ausgesuchten Gegend – einem verlassenen Kohlerevier im Osten von Kentucky. Im Umkreis von mehreren Meilen gab es nur nackte Erde, kleine Büschel von blassem Horstgras und ein paar rußgeschwärzte Felszungen. Unweit eines solchen Felsvorsprungs hatte er sein Zelt aufgeschlagen, kaum zu erkennen vor dem Hintergrund des Gesteins. Das Zelt war grau und bestand aus einem Gewebe, das aussah wie Baumwolldrillich.

Er war ziemlich erschöpft, als er es erreichte, und musste sich mehrere Minuten ausruhen, bevor er die Einkaufstüte öffnen und die Lebensmittel herausnehmen konnte. Vorsichtshalber streifte er sich dünne Handschuhe über, bevor er die Packungen berührte und sie auf einem kleinen Klapptisch ausbreitete. Unter dem Tisch zog er ein paar Instrumente hervor und legte sie neben die Dinge, die er in Haneyville eingekauft hatte. Einen Augenblick betrachtete er die Eier, Kartoffeln, Sellerie, Rettiche, den Reis, die Bohnen, den Speck und die Möhren und lächelte kurz in sich hinein. Die Nahrung schien harmlos zu sein.

Dann griff er nach einem der kleinen Instrumente aus Metall, steckte die Spitze in eine Kartoffel und begann mit der Analyse.

Drei Stunden später aß er die rohe Möhre und biss ein Stück vom Rettich ab, das ihm die Zunge verbrannte. Das

Essen war gut – sehr fremd, aber gut. Dann machte er ein Feuer und kochte ein Ei und eine Kartoffel. Die Wurst verbuddelte er in der Erde, nachdem er einige Aminosäuren darin gefunden hatte, über die er sich nicht im Klaren war. Von den übrigen Lebensmitteln ging abgesehen von den allgegenwärtigen Bakterien keine Gefahr für ihn aus. Es war so, wie sie gehofft hatten. Die Kartoffel schmeckte köstlich, trotz der vielen Kohlehydrate.

Er war hundemüde. Doch ehe er sich auf seiner Pritsche ausstreckte, trat er noch einmal nach draußen, um sich die Stelle anzusehen, wo er vor zwei Tagen, seinem ersten auf der Erde, den Motor und die Instrumente seines Ein-Mann-Raumschiffs zerstört hatte.

2

Die Musik war Mozarts Klarinettenquintett in A-Dur. Kurz vor dem abschließenden *allegretto* justierte Farnsworth die Bässe an den beiden Vorverstärkern und drehte die Lautstärke auf. Dann ließ er sich schwerfällig in seinem ledernen Armsessel nieder. Er mochte das *allegretto* mit starker Bass-Betonung; er verlieh der Klarinette eine Resonanz, der eine besondere Bedeutung innezuwohnen schien. Er blickte auf das von Vorhängen gesäumte Fenster, das auf die Fifth Avenue hinausging, verschränkte die fleischigen Finger und lauschte dem Aufbau des Stücks.

Als es endete und das Tonbandgerät sich von selbst ausschaltete, bemerkte er, dass sein Hausmädchen an der Tür zum Vorzimmer seines Büros stand und geduldig wartete. Er warf einen Blick auf die Porzellanuhr auf dem Kaminsims und runzelte die Stirn. Dann kehrte sein Blick zu der Frau zurück. »Ja?«

»Ein gewisser Mr. Newton ist hier, Sir.«

»Newton?« Er kannte keinen Newton. »Was will er?«

»Das hat er nicht gesagt, Sir.« Sie runzelte leicht die Stirn. »Er ist ein bisschen seltsam, Sir. Und er wirkt sehr … imposant.«

Er dachte einen Augenblick nach und sagte dann: »Führen Sie ihn herein.«

Das Hausmädchen hatte recht gehabt; der Mann war sehr seltsam. Groß, schmal, mit weißem Haar und einem zarten, fast zerbrechlichen Knochenbau. Er hatte glatte Haut und ein jungenhaftes Gesicht – aber am auffallendsten waren die Augen; sie wirkten schwach, extrem empfindlich, und trotzdem war ihr Blick alt, weise und müde. Der Mann trug einen teuren dunkelgrauen Anzug. Er trat zu einem Sessel und nahm vorsichtig Platz – so, als schleppte er eine schwere Last mit sich herum. Dann sah er Farnsworth an und lächelte. »Oliver Farnsworth?«

»Möchten Sie etwas trinken, Mr. Newton?«

»Ein Glas Wasser, bitte.«

Farnsworth zuckte innerlich mit den Schultern und gab dem Hausmädchen ein Zeichen. Als sie gegangen war, musterte er seinen Gast und beugte sich vor, mit jener universalen Geste, die so etwas wie »Was kann ich für Sie tun?« bedeutete.

Newton hingegen blieb aufrecht sitzen, die langen schmalen Hände auf dem Schoß gefaltet. »Soweit ich verstanden habe, kennen Sie sich mit Patenten aus?« Ein leichter Akzent war seiner Stimme anzumerken und seine Aussprache war eine Spur zu präzise oder formell. Farnsworth konnte den Akzent nicht identifizieren.

»Ja«, sagte er, und dann ein wenig schroff: »Ich habe Bürozeiten, Mr. Newton.«

Newton schien das nicht zu hören. Sein Ton war sanft, freundlich. »Sie sind sogar der Experte schlechthin, was Patente in Amerika betrifft, soweit ich verstanden habe. Und sehr teuer.«

»Ja. Ich bin gut.«

»Prima«, gab sein Gegenüber zurück und griff nach seiner Aktentasche, die er neben dem Sessel abgestellt hatte.

»Was wollen Sie denn?« Erneut warf Farnsworth einen Blick auf die Uhr.

»Ich würde gern ein paar Dinge mit Ihnen besprechen.« Der hochgewachsene Mann nahm einen Umschlag aus der Aktentasche.

»Ist es nicht ein bisschen spät dafür?«

Newton hatte den Umschlag geöffnet und zog jetzt ein kleines Bündel Geldscheine heraus, das von einem Gummiband zusammengehalten wurde. Er sah auf und lächelte freundlich. »Würden Sie bitte herkommen und es mir abnehmen? Das Gehen fällt mir sehr schwer. Meine Beine.«

Ärgerlich stemmte sich Farnsworth aus seinem Sessel, nahm dem Besucher das Geld ab und setzte sich wieder. Es waren Tausenddollarscheine.

»Es sind zehn«, bemerkte Newton.

»Sie machen es aber verdammt spannend, wie?« Farnsworth steckte das Bündel in die Tasche seines Hausmantels. »Wofür ist das gedacht?«

»Für heute Abend«, sagte Newton. »Für etwa drei Stunden Ihrer konzentrierten Aufmerksamkeit.«

»Aber weshalb um alles in der Welt am Abend?«

Der andere zuckte lässig mit den Achseln. »Ach, aus verschiedenen Gründen. Geheimhaltung zum Beispiel.«

»Sie hätten meine Aufmerksamkeit auch für weniger als zehntausend Dollar haben können.«

»Ja. Aber ich wollte Sie beeindrucken … mit der Bedeutung unseres Gesprächs.«

»Na schön. Reden wir.«

Der schmale Mann wirkte entspannt, blieb aber aufrecht sitzen. »Zunächst ... wie viel Geld verdienen Sie im Jahr, Mr. Farnsworth?«

»Ich habe kein festes Einkommen.«

»Nun gut. Wie viel Geld haben Sie *letztes* Jahr verdient?«

»Okay. Sie haben dafür bezahlt. Circa hundertvierzigtausend.«

»Verstehe. Dann wären Sie, so wie die Dinge stehen, ein wohlhabender Mann?«

»Ja.«

»Aber Sie hätten nichts dagegen, mehr zu verdienen, oder?«

Langsam wurde es absurd. Farnsworth kam sich vor wie in einem billigen Fernsehprogramm. Doch der andere zahlte, daher war es wohl das Beste, einfach mitzuspielen. Er nahm eine Zigarette aus einem Lederetui. »Natürlich würde ich gern mehr verdienen.«

Diesmal beugte sich Newton unmerklich vor. »Viel mehr, Mr. Farnsworth?«, fragte er lächelnd. Allmählich machte ihm die Situation tatsächlich Spaß.

Auch das war natürlich Fernsehen, aber es kam an. »Ja«, sagte Farnsworth und dann: »Zigarette?« Damit streckte er seinem Gast das Etui entgegen.

Ohne es zu beachten, antwortete der Mann mit dem weißen Haar: »Ich könnte Sie sehr reich machen, Mr. Farnsworth, wenn Sie in den nächsten fünf Jahren ausschließlich für mich tätig wären.«

Farnsworths Gesicht blieb ausdruckslos, als er die Zigarette anzündete, doch sein Verstand arbeitete auf Hochtouren, spulte das seltsame Gespräch noch einmal ab, rätselte über die Situation, und über die geringe Chance, dass das Angebot tatsächlich ernst gemeint war. Immerhin hatte der Mann Geld, egal, wie verrückt er sein mochte. Es wäre nicht unklug, eine Weile mitzuspielen. Dann kam das Hausmädchen mit Gläsern und Eis auf einem Silbertablett zurück.

Newton nahm behutsam sein Glas von dem Tablett, hielt es in einer Hand und kramte mit der anderen ein Döschen Aspirin aus der Jackentasche, das er mit dem Daumen öffnete und aus dem er eine der Tabletten ins Wasser fallen ließ. Sie löste sich weiß und milchig auf. Er hob das Glas in die Höhe und betrachtete es einen Moment, bevor er extrem langsam in kleinen Schlucken trank.

Farnsworth war Anwalt; er hatte einen Blick für Details. Sofort fiel ihm etwas an der Dose auf. Es war ein alltägliches Objekt, offensichtlich eine Dose Aspirin von Bayer, aber irgendwas stimmte nicht mit ihr. Und auch nicht mit der Art, wie Newton trank, langsam, vorsichtig, darauf bedacht, bloß keinen Tropfen zu verschütten – als wäre das Wasser kostbar. Und eine einzige Tablette hatte das Wasser getrübt; das kam ihm komisch vor. Er würde es selbst mit einem Aspirin probieren, später, wenn der Mann gegangen war, und sehen, was passierte.

Bevor das Hausmädchen das Zimmer wieder verließ, bat Newton sie, Farnsworth seine Aktentasche zu übergeben. Als sie gegangen war, nahm er einen letzten, genießerischen Schluck und stellte das immer noch fast volle Glas neben sich auf den Tisch. »Ich möchte Sie bitten, einige Papiere zu lesen, die sich in der Aktentasche befinden.«

Farnsworth öffnete die Tasche, fand einen dicken Stapel

Papiere und zog ihn auf seinen Schoß. Sofort bemerkte er, dass sich das Papier ungewöhnlich anfühlte. Es war extrem dünn, fest und trotzdem biegsam. Das oberste Blatt bestand hauptsächlich aus chemischen Formeln, sauber mit bläulicher Tinte notiert. Er blätterte durch den Rest; Schaltpläne, Diagramme und technische Zeichnungen von etwas, das aussah wie eine Fabrikanlage. Werkzeuge, Matrizen. Auf den ersten Blick erschienen ihm einige Formeln vertraut. Er sah auf. »Elektronik?«

»Ja. Teilweise. Kennen Sie sich damit aus?«

Farnsworth gab keine Antwort. Falls der andere Mann überhaupt etwas über ihn wusste, dann musste ihm bekannt sein, dass er als Leiter einer Gruppe von fast vierzig Anwälten ein halbes Dutzend Schlachten für einen der größten auf Elektronikteile spezialisierten Konzerne der Welt ausgetragen hatte. Er fing an zu lesen.

* * *

Newton saß aufrecht in seinem Sessel und beobachtete ihn; das weiße Haar schimmerte im Licht des Kronleuchters. Er lächelte, obwohl sein ganzer Körper schmerzte. Nach einer Weile ergriff er das Glas und nippte an dem Wasser, das sein ganzes, langes Leben lang die kostbarste Sache überhaupt in seiner Heimat gewesen war. Langsam trank er, schlückchenweise, und sah Farnsworth beim Lesen zu, während die Anspannung, die ihn gepackt hatte, die sorgsam verborgene Nervosität, die dieses extrem seltsame Büro in dieser noch immer fremden Welt in ihm erzeugt hatte, die Angst, die ihm der dicke Mann mit seinen Pausbacken, dem kahlen

Schädel und den Schweinsäuglein eingeflößt hatte, allmählich nachließen. Jetzt wusste er, dass er den Mann am Wickel hatte, dass er an den richtigen Ort gekommen war.

* * *

Mehr als zwei Stunden vergingen, ehe Farnsworth wieder von den Papieren aufsah. In dieser Zeit hatte er drei Gläser Whisky getrunken. Seine Augenwinkel waren gerötet. Er blinzelte, als er Newton ansah. Zuerst konnte er ihn kaum erkennen, dann fokussierte sich sein Blick und die kleinen Augen weiteten sich.

»Nun?«, meinte Newton lächelnd.

Der dicke Mann holte tief Luft und schüttelte den Kopf, als versuchte er, Klarheit zu schaffen. Als er sprach, war seine Stimme leise, zögernd, extrem vorsichtig. »Ich verstehe nicht alles«, sagte er. »Nur einiges. Weniges. Mit Optik oder Fotofilmen kenne ich mich nicht aus.« Er sah wieder auf die Papiere in seiner Hand, als wollte er sich vergewissern, dass sie noch da waren. »Ich bin Anwalt, Mr. Newton«, sagte er. »Anwalt.« Dann plötzlich wurde seine Stimme lebendig, bebend und stark, der massige Körper und die kleinen Augen waren hellwach. »Aber über Elektronik weiß ich Bescheid. Und über Farbstoffe auch. Ich glaube, ich verstehe Ihren … Verstärker, und ich glaube, ich verstehe auch Ihren Fernseher, und …« Er hielt einen Moment inne und blinzelte. »Mein Gott, ich glaube, sie ließen sich tatsächlich so herstellen, wie Sie es behaupten.« Langsam atmete er aus. »Es ist alles sehr überzeugend, Mr. Newton. Es könnte funktionieren.«

Newton lächelte immer noch. »Es wird funktionieren. Alles.«

Farnsworth nahm eine Zigarette aus dem Etui und zündete sie an, um sich zu beruhigen. »Ich muss alles durchgehen. Die Metalle, die Schaltkreise …« Dann unterbrach er sich plötzlich selbst, die Zigarette zwischen den dicken Fingern. »Herrgott, Mann, wissen Sie eigentlich, was das bedeutet? Ist Ihnen klar, dass Sie hier neun wegweisende – jawohl, *wegweisende* Patente haben?« Er griff mit der plumpen Hand nach einem der Blätter: »Allein die Videoübertragung und dieser kleine Gleichrichter? Und … sind Sie sich im Klaren, was das bedeutet?«

Newtons Ausdruck veränderte sich nicht. »Ja, bin ich«, sagte er.

Farnsworth zog langsam an seiner Zigarette … »Wenn Sie recht haben, Mr. Newton«, sagte er, und seine Stimme klang jetzt ruhiger, »wenn Sie recht haben, können RCA und Eastman Kodak einpacken. Lieber Himmel, sogar DuPont könnten Sie übernehmen. Wissen Sie, was Sie da haben?«

Newtons Blick war durchdringend. »Das weiß ich ganz genau«, antwortete er.

* * *

Die Fahrt zu Farnsworths Haus auf dem Land dauerte sechs Stunden. Teilweise versuchte Newton, ein Gespräch aufrechtzuerhalten, während er sich in eine Ecke des Rücksitzes der Limousine drückte, doch die plötzliche Beschleunigung des Wagens war einfach zu schmerzhaft für seinen Körper, der ohnehin unter der Schwerkraft litt. Es würde

Jahre dauern, sich daran zu gewöhnen, wie ihm sehr wohl bewusst war. Deshalb blieb ihm nichts anderes übrig, als dem Anwalt zu erklären, dass er sehr müde war und sich ausruhen musste. Dann schloss er die Augen, überließ dem gepolsterten Sitz so viel von seinem Gewicht wie möglich und ertrug den Schmerz, so gut er konnte. Außerdem erschien ihm die Luft im Wagen sehr warm – so warm war es zu Hause nur an den heißesten Tagen.

Als sie die Stadtgrenze passiert hatten, wurde der Fahrstil des Chauffeurs gleichmäßiger, und die schmerzhaften Erschütterungen beim Bremsen und Anfahren ließen allmählich nach. Ein paar Mal sah er hinüber zu Farnsworth. Der Anwalt döste nicht. Er saß mit den Ellbogen auf den Knien da und blätterte mit leuchtenden kleinen Augen noch immer in den Unterlagen, die Newton ihm übergeben hatte.

Das Haus war riesig und stand abgelegen in einer bewaldeten Gegend. Sowohl das Gebäude als auch die Bäume wirkten nass; sie glänzten im fahlen Morgenlicht, das viel Ähnlichkeit mit dem Mittagslicht auf Anthea hatte. Es tat seinen überempfindlichen Augen gut. Er mochte die Wälder, die sanften Spuren von Leben und die schimmernde Feuchtigkeit – diese Ausstrahlung von Wasser und Fruchtbarkeit, die die Erde im Überfluss besaß, bis hin zum unablässigen Sirren und Zirpen der Insekten. Es würde eine endlose Quelle der Freude sein, verglichen mit seiner eigenen Welt, der Trockenheit, der Leere, der Stille weiter, unbelebter Wüsten zwischen beinahe verlassenen Städten, wo nur das Heulen des ewigen, kalten Windes zu hören war, der dem Todeskampf seines sterbenden Volks eine Stimme gab.

Ein schläfriger Dienstbote im Morgenmantel erwartete sie an der Tür. Farnsworth schickte ihn los mit dem Auftrag, Kaffee zu kochen, und rief ihm dann noch hinterher, dass er ein Zimmer für seinen Gast vorbereiten solle und er selbst in den nächsten drei Tagen keine Anrufe entgegennehmen werde. Dann führte er Newton in die Bibliothek.

Der Raum war sehr groß und noch luxuriöser eingerichtet als das Arbeitszimmer in der New Yorker Wohnung. Offensichtlich las Farnsworth die angesehensten Herrenmagazine für wohlhabende Mitglieder der Gesellschaft. In der Mitte des Raums erhob sich die weiße Statue einer nackten Frau, die eine kunstvoll verzierte Leier hielt. Zwei Wände waren mit Bücherregalen bedeckt, und an der dritten hing das große Gemälde einer religiösen Gestalt, in der Newton einen ans Holzkreuz genagelten Jesus erkannte. Einen Augenblick lang verblüffte ihn das Bild – das ausgezehrte Gesicht und die großen, durchdringenden Augen hätten die eines Antheaners sein können.

Dann sah er Farnsworth an, der zwar müde wirkte, sich jetzt aber wieder im Griff hatte. Er hatte sich in seinem Sessel zurückgelehnt, die kleinen Hände über dem Bauch gefaltet, und betrachtete seinen Gast. Für einen peinlichen Moment kreuzten sich ihre Blicke, dann wandte sich der Anwalt ab.

Gleich darauf schaute er wieder auf und fragte gelassen: »Nun, Mr. Newton – was genau wollen Sie eigentlich?«

Newton lächelte. »Ganz einfach. Ich möchte so viel Geld wie möglich verdienen. Und das so schnell wie möglich.«

Das Gesicht des Anwalts blieb ausdruckslos, doch seine Stimme klang ironisch. »Ihre Bescheidenheit hat eine gewisse Eleganz, Mr. Newton«, erklärte er. »In welcher Höhe bewegen sich Ihre Vorstellungen?«

Newtons Blick ruhte abwesend auf den *objets d'art* im Raum. »Wie viel könnten wir in, sagen wir, fünf Jahren verdienen?«

Farnsworth musterte ihn einen Augenblick, dann stand er auf. Müde watschelte er zu einem der Bücherregale hinüber und drehte an ein paar kleinen Knöpfen, bis aus den irgendwo im Raum verborgenen Lautsprechern Geigenmusik ertönte. Newton erkannte die Melodie nicht, aber sie war leise und vielschichtig. Farnsworth justierte die Regler und sagte: »Das hängt von zwei Dingen ab.«

»Ja?«

»Zum einen – wie fair wollen Sie spielen, Mr. Newton?«

Newton konzentrierte sich wieder auf sein Gegenüber. »Absolut fair«, sagte er. »Und im gesetzlichen Rahmen.«

»Verstehe.« Offenbar gelang es Farnsworth nicht, die Höhen zu seiner Zufriedenheit einzustellen. »Zum anderen – wie hoch soll mein Anteil sein?«

»Zehn Prozent vom Nettogewinn. Plus fünf Prozent von allen Gesellschaftsanteilen.«

Abrupt wandte sich Farnsworth von den Reglern ab. Langsam kehrte er zu seinem Sessel zurück. Dann lächelte er schwach. »Na schön, Mr. Newton«, sagte er. »Ich glaube, ich kann Ihnen einen Nettogewinn von ... dreihundert Millionen Dollar innerhalb von fünf Jahren zusagen.«

Newton dachte einen Augenblick darüber nach. Dann sagte er: »Das wird nicht reichen.«

Farnsworth starrte ihn mit gerunzelter Stirn an, ehe er antwortete: »Nicht reichen *wofür,* Mr. Newton?«

Newtons Blick verhärtete sich. »Für ein … Forschungsprojekt. Ein sehr kostspieliges.«

»Das kann man wohl sagen!«

»Nehmen wir an, ich könnte Ihnen ein Verfahren für die Erdölraffinerie anbieten, das fünfzehn Prozent effizienter ist als alles, was gegenwärtig auf dem Markt ist«, sagte er. »Würde das Ihre Kalkulation auf fünfhundert Millionen erhöhen können?«

»Wäre Ihr … Verfahren innerhalb eines Jahres einsatzbereit?«

Newton nickte. »Innerhalb eines Jahres könnte es die Standard Oil Company abhängen – der wir dann vermutlich eine Lizenz erteilen würden.«

Erneut starrte Farnsworth ihn an. Schließlich sagte er: »Morgen fangen wir an, die Verträge aufzusetzen.«

»Gut.« Newton erhob sich steif von seinem Sessel. »Dann können wir uns auch weiter über die Details unterhalten. Im Grunde gibt es nur zwei wichtige Überlegungen: dass Sie das Geld ehrlich erwirtschaften, und dass ich möglichst keinen Kontakt zu irgendjemand anderem als Ihnen haben muss.«

Sein Zimmer befand sich im oberen Stockwerk, und einen Moment lang fürchtete er, die Treppe nicht hinaufsteigen zu können. Doch er schaffte es, Stufe für Stufe, während Farnsworth schweigend neben ihm herging. Nachdem er ihn in sein Zimmer geführt hatte, musterte er ihn und sagte dann: »Sie sind ein ungewöhnlicher Mensch, Mr. Newton. Würden Sie mir verraten, wo Sie herkommen?«

Die Frage kam überraschend, aber es gelang ihm, sich zu beherrschen. »Gern. Aus Kentucky, Mr. Farnsworth.«

Die Brauen des Anwalts hoben sich ein wenig. »Verstehe«, sagte er. Dann wandte er sich um und ging schwerfällig den mit Marmor gefliesten Gang entlang, auf dem seine Schritte widerhallten.

Newtons Zimmer hatte eine hohe Decke und war großzügig ausgestattet. Er bemerkte einen Bildschirm, der so in die Wand eingelassen war, dass man vom Bett aus fernsehen konnte, und lächelte müde – irgendwann müsste er ihn ausprobieren, um zu sehen, wie der Empfang im Vergleich zu Anthea war. Und es wäre amüsant, einige der Programme wiederzusehen. Die Wildwestfilme hatten ihm immer am besten gefallen, obgleich sein Team zu Hause seine Informationen hauptsächlich aus Quiz-Shows und »pädagogischen« Sonntagsprogrammen bezog, die er sich alle gut eingeprägt hatte. Doch jetzt hatte er schon kein Fernsehprogramm mehr gesehen seit … wie lange hatte seine Reise gedauert? … vier Monaten. Und inzwischen war er bereits zwei Monate auf der Erde – hatte Geld besorgt, die Krankheitserreger untersucht, Lebensmittel und Wasser analysiert, seinen Akzent perfektioniert, die Zeitungen gelesen und sich auf das entscheidende Gespräch mit Farnsworth vorbereitet.

Er blickte aus dem Fenster ins hellere Morgenlicht und zum blassblauen Himmel hinauf. Irgendwo da oben, möglicherweise genau da, wo sich sein Blick verlor, war Anthea. Eine kalte, sterbende Welt, aber eine, nach der man Heimweh haben konnte, eine Welt, in der Wesen lebten, die er liebte, Wesen, die er lange Zeit nicht wiedersehen würde … aber eines Tages würde er sie wiedersehen.

Er schloss die Vorhänge vor dem Fenster und bugsierte

seinen müden, schmerzenden Körper vorsichtig ins Bett. Irgendwie schien die ganze Aufregung nun von ihm abgefallen zu sein; er war gelassen und ruhig. Innerhalb von wenigen Minuten war er eingeschlafen.

Die Nachmittagssonne weckte ihn. Obwohl ihr strahlender Glanz seine Augen blendete –, denn die Vorhänge am Fenster waren lichtdurchlässig – fühlte er sich beim Aufwachen angenehm ausgeruht. Vielleicht lag es an dem weichen Bett, verglichen mit denen in den düsteren Hotels, in denen er gewohnt hatte, vielleicht aber auch an der Erleichterung nach dem Erfolg am gestrigen Abend. Er blieb noch ein paar Minuten liegen und dachte nach, dann stand er auf und ging ins Badezimmer. Dort hatte man einen elektrischen Rasierapparat, Seife, Waschlappen und ein Handtuch für ihn bereitgelegt. Er lächelte: Antheaner kannten keinen Bartwuchs. Er drehte den Wasserhahn auf und betrachtete ihn einen Augenblick, wie immer fasziniert vom Anblick solcher Fülle. Dann wusch er sich das Gesicht, ohne Seife, weil sie seine Haut reizte, und benutzte stattdessen eine Creme aus einem Tiegel in seiner Aktentasche. Anschließend nahm er seine üblichen Tabletten, zog sich um und ging nach unten, um mit dem Verdienen einer halben Milliarde Dollar zu beginnen.

* * *

Nach sechs Stunden Reden und Planen stand er am selben Abend lange auf dem Balkon vor seinem Zimmer, genoss die kühle Luft und schaute zum dunklen Himmel auf. Die Sterne und Planeten wirkten fremd, funkelnd in der schweren Atmosphäre, trotzdem freute er sich über den Anblick in ihren unvertrauten Positionen. Mit Astronomie kannte er sich nicht aus, und die Sternbilder verwirrten ihn – bis auf den Großen Wagen und einige kleinere Konstellationen. Schließlich kehrte er in sein Zimmer zurück. Es wäre schön gewesen, zu wissen, welcher Stern Anthea war, aber das hätte er nicht sagen können …

3

An einem für die Jahreszeit ungewöhnlich warmen Frühlingsnachmittag entdeckte Professor Nathan Bryce, als er die Treppe zu seiner Wohnung im vierten Stock hinaufstieg, eine Rolle mit Zündplättchen. Er erinnerte sich, dass er am Nachmittag zuvor das laute Knallen von Spielzeugpistolen im Treppenhaus gehört hatte. Jetzt hob er die Rolle auf, in der Absicht, sie in der Toilette hinunterzuspülen, wenn er in seiner Wohnung angekommen war. Es hatte einen Augenblick gedauert, bis er die kleine Rolle wiedererkannt hatte, denn sie war hellgelb. Als er klein war, waren die Streifen mit Knallplättchen immer rot gewesen, ein besonderes Rostrot, und das war ihm seitdem als korrekte Farbe für Zündplättchen, Knallkörper und Ähnliches erschienen. Heutzutage waren sie offenbar gelb, so wie man heute auch rosa Kühlschränke und gelbe Trinkgläser aus Aluminiumfaser und ähnlich absurdes Wunderzeug fabrizierte. Er ging weiter die Treppe hinauf und dachte über einige chemische Details nach, die für die Herstellung von gelben Aluminiumgläsern nötig waren. Vermutlich waren die Höhlenmenschen, die aus ihren schwieligen Händen getrunken hatten, bestens klargekommen, ohne all die komplexen Kenntnisse chemischer Prozeduren – dieses gottlose, ausgeklügelte Wissen über molekulare Reaktionen und kommerzielle Prozesse –, für deren Erforschung und Verständnis er, Nathan Bryce, bezahlt wurde.

Als er in seiner Wohnung ankam, hatte er die Zündplättchen schon wieder vergessen. Es gab zu viel anderes, woran er denken musste. Immer noch an derselben Stelle wie schon seit sechs Wochen, auf einer Seite seines großen, alten Schreibtischs aus Eiche, erhob sich ein unordentlicher Stapel von wissenschaftlichen Hausarbeiten seiner Studenten. Ein schrecklicher Anblick. Neben dem Schreibtisch stand ein uralter, grau lackierter Dampfheizkörper, ein Anachronismus in Zeiten elektrischer Heizungen, auf dessen ehrwürdigem Gitter aus Gusseisen ein ebenso unordentlicher, bedrohlicher Stapel von Laborberichten seiner Studenten balancierte. Dieser war so hoch, dass der kleine Lasansky-Druck, der in gehörigem Abstand zum Heizkörper an der Wand hing, fast völlig dahinter verschwand. Nur ein Augenpaar mit schweren Lidern war zu sehen – möglicherweise die Augen eines müden Gottes der Wissenschaft, der in stummer Qual über die Laborberichte hinwegspähte. Das jedenfalls schoss Professor Bryce, einem Mann, der zu seltsamen Flausen neigte, durch den Kopf. Auch die Tatsache, dass der kleine Druck – es handelte sich um das bärtige Gesicht eines Mannes –, eines der wenigen lohnenswerten Dinge, denen er in den drei Jahren in dieser Stadt im mittleren Westen begegnet war, inzwischen wegen der Arbeiten seiner Studenten nicht mehr zu sehen war, entging ihm nicht.

Auf der aufgeräumten Seite des Schreibtischs stand seine Schreibmaschine wie ein weiterer profaner Gott – ein ungehobelter, ordinärer, maßloser Gott –, in dem noch die siebzehnte Seite eines Aufsatzes über die Wirkung ionisierender Strahlung auf Polyesterharze steckte, eines Aufsatzes, den keiner haben wollte, den niemand zu würdigen wüsste und der deshalb wahrscheinlich für immer unvollendet bleiben würde. Bryces Blick schweifte über dieses triste Durcheinander; die überall verstreuten Seiten glichen einer gefallenen, zerbombten Stadt aus Kartenhäusern, endlose, angsteinflößend saubere Ergüsse seiner Studenten über Redoxgleichungen, die industrielle Herstellung scheußlicher Säuren und sterbenslangweilige Abhandlungen über Polyesterharze. Die Hände in den Taschen seines Mantels vergraben, betrachtete er voller Abscheu ganze dreißig Sekunden dieses Tohuwabohu. Dann zog er den Mantel aus, denn es war heiß im Zimmer, warf ihn über eine mit Goldbrokat bezogene Couch, griff unters Hemd, um sich den Bauch zu kratzen, und ging in die Küche, um Kaffee zu kochen. In der Spüle stapelten sich schmutzige Retortengläser, Messbecher und kleine Gefäße zwischen dem teilweise mit Eigelb bekleckerten Frühstücksgeschirr. Beim Anblick des heillosen Durcheinanders hätte er am liebsten vor Verzweiflung aufgeschrien, verkniff es sich aber. Er stand einfach nur da und sagte dann leise vor sich hin: »Bryce, was bist du bloß für ein verdammter Chaot!« Dann fischte er einen relativ sauberen Messbecher heraus, spülte ihn aus, füllte ihn mit löslichem Kaffee und heißem Wasser aus dem Hahn, rührte das Ganze mit einem Thermometer aus dem Labor um und trank, wobei er über den Becher hinweg auf einen großen, teuren Druck von Bruegels *Sturz des Ikarus* sah, der über dem weißen Herd an der Wand hing. Ein schönes Bild. Eins, das er früher geliebt und an das er sich inzwischen einfach gewöhnt hatte. Die Freude, die es ihm heute schenkte, war rein intellektueller Natur – er mochte die Farbe, die Formen, alles Dinge, die einem Laien gefallen –, und er wusste genau, dass es ein schlechtes Zeichen war und auch, dass dieses Gefühl eine Menge mit dem vermaledeiten Stapel von Papieren auf seinem Schreibtisch im Zimmer nebenan zu tun hatte. Er trank den Kaffee aus und zitierte mit leiser, ritueller Stimme, ohne besonderen Ausdruck oder Gefühl, die Zeilen aus Audens Gedicht über das Gemälde:

… und das kostspielige, stolze Schiff,
das staunend etwas gesehn haben musste –
einen Jungen, der
aus dem Himmel fiel,
hatte ein Ziel und segelte ruhig weiter.

Er stellte den Messbecher auf den Herd, ohne ihn auszuspülen. Dann krempelte er die Ärmel hoch, nahm die Krawatte ab und füllte die Spüle mit heißem Wasser. Er sah, wie sich das Spülmittel unter dem Druck aus dem Hahn in Schaum verwandelte, in ein vielzelliges Lebewesen, das Facettenauge eines riesigen Albinoinsekts. Schließlich tauchte er die Gläser durch den Schaum ins heiße Wasser, suchte nach dem Schwamm und machte sich an die Arbeit. Irgendwo musste man ja anfangen.

Vier Stunden später hatte er einen kleinen Stapel von Semesterarbeiten durchgeschaut und kramte in seiner Tasche nach einem Gummiband, um sie zu einem Bündel zusammenzufassen. Dabei stieß er wieder auf die Rolle mit den Zündplättchen. Er nahm sie heraus, betrachtete sie einen

Moment auf seiner Handfläche und grinste abwesend. Seit dreißig Jahren hatte er keine Spielzeugpistole mehr abgefeuert, – seit er in längst vergessenen Zeiten pickliger Unschuld von Spielzeugpistolen und Stevensons *Versgarten eines Kindes* zu einem überdimensionalen, authentisch wirkenden Chemiebaukasten übergegangen war, den sein Großvater ihm sozusagen in unbewusster Vorwegnahme seines Werdegangs geschenkt hatte. Plötzlich wünschte er sich eine Spielzeugpistole zurück; er hätte die Plättchen hier, in seiner leeren Wohnung, gern nacheinander abgeschossen. Und dann fiel ihm ein, wie er einmal, Gott weiß, vor wie vielen Jahren, überlegt hatte, was wohl passieren würde, wenn er eine ganze Rolle von Knallplättchen auf einmal in Brand setzen würde – eine herrlich radikale Idee. Allerdings hatte er das nie ausprobiert. Nun, eine bessere Gelegenheit würde es nicht geben. Er stand auf, lächelte vor sich hin und ging in die Küche. Dort legte er die Rolle auf ein Kupfernetz, befestigte sie auf einem Stativ und kippte ein wenig Alkohol darüber. Dann murmelte er wie ein echter Schulmeister »Fremdzündung!«, zündete mit seinem Feuerzeug einen Holzspan aus dem Stapel Feuerholz an und setzte die Zündplättchen in Brand. Das Resultat überraschte und begeisterte ihn. Er hatte nur eine unregelmäßige Reihe von kleinen Knallern und ein wenig grauen Pulverdampf erwartet, stattdessen bescherte die Rolle ihm eine wunderbare Salve von lauten, befriedigenden Explosionen, während sie wild über das Drahtnetz tanzte. Seltsamerweise stieg kein Rauch aus den schwarzen Überresten auf. Er beugte sich darüber und schnüffelte an der kleinen schwarzen Masse. Nichts. Das war komisch. Mein Gott, dachte er, wie schnell sich alles verändert! Da hatte wohl ein anderer armer Teufel, der sich Chemiker schimpfte, schon einen Ersatz für Schießpulver erfunden! Er fragte sich flüchtig, was es wohl sein könnte, und zuckte die Achseln. Vielleicht würde er es irgendwann nachschlagen. Trotzdem vermisste er den Geruch des Schießpulvers – das vertraute, durchdringende Aroma. Er sah auf die Uhr. Halb acht. Draußen vor den Fenstern erkannte er das Zwielicht des Frühlings. Es war längst Zeit fürs Abendessen. Er ging ins Bad, wusch sich Hände und Gesicht und schüttelte den Kopf beim Anblick seines verhärmten grauen Spiegelbildes. Dann nahm er den Mantel von der Couch und verließ die Wohnung. Auf der Treppe hielt er flüchtig Ausschau nach weiteren Knallplättchen, fand aber keine.

Nach einem Hamburger und einem Kaffee beschloss er, ins Kino zu gehen. Der Tag war anstrengend gewesen – vier Stunden im Labor, drei Stunden Vorlesungen und vier Stunden mit der Korrektur der dämlichen Hausarbeiten. Er ging Richtung Zentrum, in der Hoffnung auf einen Science-Fiction-Film – einen, in dem wiederauferstandene Dinosaurier mit Vogelhirnen staunend durch Manhattan trampelten oder insektenfressende Invasoren vom Mars die ganze verdammte Welt vernichteten (drei Kreuze!), um deren Ungeziefer zu vertilgen. Aber nichts davon lief gerade, sodass er sich letztlich für ein Musical entschied. Er kaufte eine Tüte Popcorn und einen Schokoriegel, betrat den kleinen dunklen Zuschauerraum und setzte sich auf einen einsamen Platz am Mittelgang. Dort schob er sich das Popcorn in den Mund, um den Geschmack des billigen Senfs loszuwerden. Auf der Leinwand flimmerte die Wochenschau, gleichgültig sah er sie sich an, erfüllt von einem vagen Gefühl der Angst, die ihm solche Bilder einjagen konnten. Erst gab es Aufnahmen von Aufständen in Afrika. *Wie viele Jahre gehen die Leute in Afrika schon auf die Barrikaden? Seit Anfang der Sechziger?* Es folgte die Rede eines Politikers aus Ghana, der einigen bedauernswerten »Unruhestiftern« mit dem Einsatz von »taktischen Wasserstoffbomben« drohte. Bryce rutschte auf dem Sitz hin und her und schämte sich seines Berufs. Vor vielen Jahren, als vielversprechender Hochschulabsolvent, hatte er eine Zeit lang an dem ursprünglichen Wasserstoffbombenprojekt mitgearbeitet. Schon damals hatte er genau wie der arme alte Oppenheimer ernsthafte Bedenken gehabt. Die Wochenschau zeigte jetzt Bilder von Raketenstützpunkten entlang des Kongo, bemannten Weltraumraketen in Argentinien und schließlich dem neuesten Schrei der New Yorker Mode: schulterfreie Damenkleider und rüschenbesetzte Herrenhosen. Doch Bryce wollten die Afrikaner nicht aus dem Kopf gehen. Diese ernsthaften jungen Schwarzen waren die Enkel der staubbedeckten, düster dreinschauenden Familiengruppen aus dem *National Geographic*, den man in unzähligen Arztpraxen und den Wohnzimmern achtbarer Verwandter durchblätterte. Er erinnerte sich an die Hängebrüste der Frauen und das unvermeidliche rote Hals- oder Taschentuch auf jedem Farbfoto. Heute trugen die Nachkommen dieser Leute Uniformen und gingen auf die Unis, tranken Martinis und bauten ihre eigenen Wasserstoffbomben.

Das Musical begann mit starken, knalligen Farben, als könnte es mit seiner grellen Wucht die Erinnerung an die

Wochenschau löschen. Es hieß *The Shari Leslie Story* und war langweilig und laut. Bryce versuchte, sich in dem ziellosen Hin und Her der Farben zu verlieren, merkte aber, dass es ihm nicht gelang, sodass er sich zunächst auf die prallen Brüste und langen Beine der Frauen auf der Leinwand konzentrierte. Das allein war verwirrend genug, konnte aber für einen Witwer mittleren Alters nicht nur schmerzlich, sondern auch absurd sein. Vor so viel nackter Sinnlichkeit zurückschreckend, verlagerte er seine Aufmerksamkeit auf die Fotografie und wurde sich zum ersten Mal der hervorragenden technischen Qualität der Bilder bewusst. Linien und Details wirkten ebenso scharf wie auf einem Kontaktstreifen, obwohl sie auf eine große Dupliscope-Leinwand projiziert wurden. Er blinzelte und putzte mit einem Taschentuch seine Brille. Kein Zweifel – die Bilder waren perfekt. Er kannte sich bruchstückhaft mit Fotochemie aus; eine solche Qualität erschien ihm irgendwie unglaublich, nach allem, was er über Dye-Transfer-Verfahren und Dreischichtfarbfilme wusste. Er ertappte sich dabei, dass er erstaunt durch die Zähne pfiff, und betrachtete den Rest des Films jetzt mit größerem Interesse – nur gelegentlich abgelenkt, wenn eine der rosa Figuren den BH abnahm – etwas, woran er sich im Kino nie gewöhnen würde.

Später, beim Rausgehen, blieb er einen Moment stehen, um sich das Filmplakat anzusehen; vielleicht verriet es etwas über den Farbgebungsprozess. Es war nicht schwer zu finden. Quer über dem knalligen Plakat prangte eine Banderole mit der Aufschrift: *In der absolut neuen Farbsensation* WORLDCOLOR. Mehr fand er allerdings nicht, abgesehen von dem kleinen R in einem Kreis, das »eingetragenes Markenzeichen« bedeutete, und darunter in winziger Schrift den Vermerk: Registriert von der W. E. Corp. Er durchforstete sein Gedächtnis nach Kombinationen, die zu den Initialen passen könnten, doch angesichts der Flausen in seinem Kopf war alles, was er fand, absurd: Wahrhaftige Erleuchtung, Whamsutta Enchiladas, Wahnwitzige Erfinder, Wunderwelt Eros. Er zuckte die Achseln, steckte die Hände in die Taschen und ging die nächtliche Straße hinunter in Richtung des wie ein Neonherz erleuchteten Zentrums seiner kleinen Universitätsstadt.

Rastlos und ein wenig gereizt hatte er wenig Lust, jetzt schon nach Hause zu gehen und sich erneut den Papierstapeln stellen zu müssen, daher suchte er nach einer der Kneipen, in der sich die Studenten auf ein Bier trafen. Vor dem Henry's, einer aufgetakelten Spelunke mit deutschen Bierkrügen im Schaufenster, blieb er stehen. Hier war er schon mehrmals gewesen, allerdings nur vormittags. Das war eins seiner wenigen Laster. Nach dem Tod seiner Frau (in einem eleganten Krankenhaus mit einem anderthalb Kilo schweren Tumor im Magen) hatte er entdeckt, dass einiges dafür sprach, am Vormittag zu trinken. Rein zufällig hatte er herausgefunden, dass es an einem grauen, trüben Morgen – einem Morgen mit flauem, austernfarbenem Wetter – durchaus angenehm sein konnte, sich langsam, aber entschieden zu betrinken und die Depression in ein Vergnügen zu verwandeln. Aber dazu bedurfte es der Präzision eines Chemikers; wenn man es falsch anstellte, konnte es böse enden. Es gab namenlose Klippen, über die man stürzen konnte, und an grauen Vormittagen lagen in einer Ecke des morgendlichen Rauschs unweigerlich Selbstmitleid und Kummer auf der Lauer. Doch er war ein weiser Mann, der sich mit so was auskannte. Wie beim Morphium hing auch hier alles von der richtigen Dosis ab.

Er stieß die Tür der Kneipe auf und wurde von der gedämpften Agonie einer Jukebox begrüßt, die den Mittelpunkt des Raums bildete und wie ein krankes, hektisches Herz unter den Bässen und roten Lichtern pulsierte. Ein wenig unsicher trat er ein und ging an den Reihen von Plastiktischen entlang, morgens normalerweise leer und farblos, jetzt aber voller Studenten. Einige unterhielten sich ernsthaft, manche trugen Bärte und gaben sich modebewusst lässig, wie theatralische Anarchisten oder »Agenten einer fremden Macht« aus den uralten Filmen der dreißiger Jahre. Und hinter den Bärten? Dichter? Revoluzzer? Einer von ihnen, ein Student aus seinem Kurs über Organische Chemie, schrieb für die Studentenzeitung Artikel über freie Liebe und »die verwesende Leiche der christlichen Ethik, die die Quelle des Lebens vergiftet«. Bryce nickte ihm zu, und der junge Mann warf ihm über den düsteren Bart hinweg einen peinlich durchbohrenden Blick zu. Die meisten Studenten waren Bauernsöhne aus Nebraska und Iowa, die Abrüstungspetitionen unterschrieben und über Sozialismus diskutierten. Einen Moment lang fühlte er sich unbehaglich; ein müder alter Bolschewik in seinem Tweedmantel inmitten der neuen Klasse.

Er fand ein freies Plätzchen am Tresen und bestellte bei einer Frau mit grauem Haar und schwarz gerahmter Brille ein Bier. Er hatte sie hier noch nie gesehen; vormittags bediente ihn ein schweigsamer, mürrischer Alter namens Arthur. War er der Mann dieser Frau? Er lächelte ihr vage zu, nahm ihr das Bier ab und trank hastig. Er fühlte sich unwohl, wollte wieder weg. Aus der Jukebox hinter ihm erklang nun ein Folksong mit einer metallisch dröhnenden Zither. *Oh, Lordy, Pick a bale of cotton! Oh, Lordy …* Neben ihm unterhielt sich eine junge weiße Frau mit einer trist wirkenden Freundin über die »Struktur« von Dichtung und fragte sie, ob das Gedicht »funktionierte« – eine Ausdrucksweise, die Bryce einen Schauer über den Rücken jagte. Wie überkandidelt diese Kinder sein konnten! Dann erinnerte er sich an das Geschwafel, das er selbst mit zwanzig von sich gegeben hatte, als er sich auf sein Examen in Englisch vorbereitete: »Bedeutungsfaktoren«, »das semantische Problem«, »die Symbolebene«. Tja, es gab nun mal jede Menge Notbehelfe für Wissen und Erkenntnis – überall falsche Metaphern. Er trank das Bier aus und bestellte ein neues, ohne zu wissen, warum, obwohl er eigentlich gehen, den Lärm und das Getue hinter sich lassen wollte. Und war er nicht selbst ein arroganter Schnösel, der diesen Kids unrecht tat? Junge Leute wirkten immer irgendwie naiv und ließen sich vom äußeren Schein blenden – so wie alle anderen auch. Es war besser, sich Bärte stehen zu lassen als Studentenverbindungen oder Debattierclubs beizutreten. Sie würden noch früh genug über diese Art von nichtssagenden Plattitüden lernen müssen, wenn sie die Uni verließen, sich die Bärte abrasierten und nach einem Job umschauten. Oder war er auch hier auf dem Holzweg? Immerhin bestand die Möglichkeit, dass sie – oder wenigstens einer von ihnen – waschechte Ezra Pounds würden, sich nie von ihren Bärten trennen und stattdessen brillante, schrille Faschisten, Anarchisten, Sozialisten werden und in unbekannten europäischen Städten sterben würden, als Verfasser von großartigen Gedichten, Maler von bedeutungsvollen Bildern, Männer ohne Glück und Geld, deren Namen jedoch eines Tages jeder kennen würde. Er trank sein Bier aus und bestellte noch eins. Währenddessen schoss ihm die Möglichkeit durch den Kopf, dass das W von W. E. Corp. für Worldcolor stehen könnte. Vielleicht auch einfach nur World. Und das E? *Eliminierung? Exhibitionismus? Erotisierung?* Oder gar, und jetzt grinste er sarkastisch, ganz einfach *Ende?* Dann lächelte er vielsagend der jungen Frau mit dem roten Jackett zu, die sich jetzt über die »Textur« von Sprache ausließ. Sie konnte nicht älter als achtzehn sein. Sie warf ihm einen zweifelnden Blick zu, mit ernsten, dunklen Augen. Das versetzte ihm einen Stich; sie war so hübsch. Sein Lächeln erlosch; er trank sein Bier und ging. Als er an der Nische des bärtigen Studenten aus dem Chemiekurs vorbeikam, sagte der: »Hallo, Professor Bryce.« Seine Stimme klang freundlich. Bryce nickte ihm zu, murmelte etwas und drängte sich durch die Tür in die warme Nacht.

Es war elf, und er wollte noch immer nicht nach Hause. Kurz dachte er daran, bei Gelber vorbeizuschauen, seinem einzigen engen Freund an der Fakultät, entschied sich dann aber dagegen. Gelber war ein netter Kerl, aber im Moment gab es eigentlich nichts zu sagen. Er wollte nicht über sich selbst reden, seine Angst, seine schäbige Lust, sein schreckliches, absurdes Leben. Er ging weiter.

Kurz vor Mitternacht blieb er an dem einzigen rund um die Uhr geöffneten Drugstore der Stadt stehen. Er war leer, bis auf den Verkäufer hinter seiner glänzenden Imbisstheke. Er setzte sich und bestellte einen Kaffee. Als seine Augen sich an die blendende Helligkeit der Neonbeleuchtung gewöhnt hatten, ließ er gelangweilt den Blick über die Regale schweifen und las die Etiketten auf Aspirinfläschchen, Kamerazubehör, Rasierklingen ... Er kniff die Augen zusammen und spürte einen Anflug von Kopfschmerzen. Das Bier, das Licht ... Sonnencreme und Taschenkämme. Und dann fiel ihm etwas auf, an dem sein Blick hängen blieb. »Worldcolor: 35 mm Kamerafilm«, stand auf jedem Exemplar einer Reihe quadratischer blauer Schachteln neben den Taschenkämmen, unter einer Karte mit Nagelknipsern. Er schreckte zusammen, warum, wusste er selber nicht. Der Verkäufer stand daneben, und plötzlich fragte Bryce: »Darf ich mal den Film sehen, bitte?«

Der Mann blinzelte ihn an – ob seine Augen auch brannten? – und fragte: »Welchen Film?«

»Den Farbfilm. Worldcolor.«

»Ach so. Ich hab nicht ...«

»Schon klar, ich weiß.« Er war überrascht, dass seine Stimme so ungeduldig klang. Normalerweise fiel er anderen Leuten nicht ins Wort.

Der alte Mann runzelte leicht die Stirn, schlurfte dann hinüber und zog eine Schachtel heraus. Er stellte sie vor Bryce auf die Theke, mit übertriebener Bestimmtheit, ohne ein Wort.

Bryce nahm sie in die Hand und studierte das Etikett. Unter den großen Buchstaben stand kleingedruckt: »Ein kornloser, perfekt ausbalancierter Farbfilm.« Und darunter noch: »ASA Filmempfindlichkeit 200 bis 3000, je nach Entwicklung.« *Mein Gott,* dachte er. *So hoch kann die Empfindlichkeit unmöglich sein. Und obendrein variabel?*

Er sah wieder zu dem Verkäufer auf. »Wie viel kostet er?«

»Sechs Dollar. Für sechsunddreißig Aufnahmen. Zwei Dollar fünfundsiebzig für zwanzig.«

Er wog die Schachtel in der Hand. »Ganz schön teuer, was?«

Gereizt, wie alte Männer gelegentlich sein können, verzog der Verkäufer das Gesicht. »Nicht, wenn Sie sich damit die Entwicklung sparen.«

»Ah, verstehe. Die Entwicklung ist inbegriffen. Man bekommt einen Umschlag …« Er brach ab. Was für eine alberne Unterhaltung. Irgendwer hatte einen neuen Film erfunden. Was kümmerte ihn das, er war kein Fotograf.

Nach einer Pause sagte der Verkäufer: »Nein.« Dann wandte er sich ab und ging in Richtung Tür. »Er entwickelt sich selbst.«

»Er tut was?«

»Entwickelt sich selbst. Hören Sie, wollen Sie den Film nun kaufen oder nicht?«

Ohne zu antworten drehte Bryce die Schachtel in seiner Hand. An beiden Enden stand in fetten Druckbuchstaben: »Selbstentwickelnd.« Und dann fiel ihm etwas auf. Wieso habe ich in den Chemie-Fachzeitschriften nichts davon gelesen? Ein neuer Prozess …

»Ja«, sagte er abwesend und studierte weiter das Etikett. Da, ganz unten, stand in winziger Schrift: »W. E. Corp.«

»Ja, ich kaufe ihn.« Er fummelte seine Brieftasche heraus und schob dem Mann sechs zerknitterte Dollarscheine über die Theke. »Wie funktioniert er?«

»Man legt ihn wieder in die Dose.« Der Mann griff nach

dem Geld. Es schien ihn zu versöhnen; er war jetzt weniger abweisend.

»In die Dose?«

»Die Dose, in der er verkauft wird. Wenn Sie alle Bilder verschossen haben, legen Sie ihn wieder hinein. Dann drücken Sie auf den kleinen Knopf auf dem Deckel. Steht alles in der Gebrauchsanweisung. Sie liegt der Packung bei. Sie drücken ein Mal oder mehrere Male auf den Knopf – je nach der sogenannten ›Filmempfindlichkeit‹. Das ist alles.«

»Oh.« Bryce stand auf, ohne den Kaffee ausgetrunken zu haben, und verstaute die Schachtel vorsichtig in seiner Manteltasche. Bevor er den Drugstore verließ, fragte er noch: »Wie lange ist das schon auf dem Markt?«

»Der Film? Zwei, drei Wochen vielleicht. Funktioniert einwandfrei. Wir verkaufen ihn gut.«

Er ging direkt nach Hause und dachte dabei über den Film nach. Wie konnte etwas so gut und so einfach funktionieren? Geistesabwesend nahm er die Schachtel aus der Manteltasche und öffnete sie mit dem Daumennagel. Im Innern befand sich eine blaue Metalldose mit Schraubdeckel, auf dem ein roter Knopf prangte. Er öffnete sie. In die Gebrauchsanweisung eingewickelt fand er eine normale 35-mm-Filmrolle und auf der Unterseite des Deckels ein kleines Gitter. Er strich mit dem Daumennagel darüber; es schien aus Porzellan zu sein.

Zu Hause kramte er seine alte Argus-Kamera aus einer Schublade. Wie konnte etwas so gut, so leicht funktionieren? Bevor er den Film einlegte, zog er etwa dreißig Zentimeter davon aus der Spule, sodass er belichtet wurde, und riss ihn ab. Er fühlte sich stumpf an, ohne die übliche Glätte der gelartigen Emulsion. Dann legte er den Rest des Films in die Kamera ein und belichtete ihn hastig, schoss wahllos Fotos von den Wänden, dem Heizkörper, den Papierstapeln auf seinem Schreibtisch und wählte angesichts des schlechten Lichts eine ASA-Einstellung von 800. Als er fertig war, entwickelte er den Film in der Dose, indem er den Knopf acht Mal drückte. Dann öffnete er sie und schnüffelte daran. Ein schwaches, bläuliches Gas entwich, das einen stechenden, unbekannten Geruch verströmte. In der Dose befand sich keine Flüssigkeit. Entwicklung mithilfe von Gas? Hastig nahm er den Film heraus, zog den Streifen aus der Spule, hielt ihn gegen das Licht und hatte eine Reihe von perfekten Dias in hervorragender Farbqualität und Schärfe vor sich. Er pfiff durch die Zähne und sagte: »Teufel noch mal!« Dann ging er mit dem Stück unentwickelten Film und dem Diastreifen in die Küche, um einen analytischen Schnelltest vorzubereiten. Er stellte die Messbecher bereit und baute die Geräte für die Titration auf. Er arbeitete fieberhaft, ohne sich die Zeit zu nehmen, darüber nachzudenken, was ihn zu einer derart hektischen Neugier trieb. Irgendetwas daran ließ ihm keine Ruhe, doch er ignorierte es – er war zu beschäftigt.

* * *

Fünf Stunden später, um sechs Uhr morgens, als die ersten Vögel zwitscherten und ein fahler Himmel vor dem Fenster sichtbar wurde, saß Bryce mit einem kleinen Stück Film in der Hand erschöpft auf einem Küchenstuhl. Er hatte noch nicht alles damit ausprobiert, aber es reichte, um sagen zu können, dass das Material keines der gängigen Fotochemikalien enthielt, keine Spur von Silbersalz. Mit geröteten Augen saß er mehrere Minuten einfach da und starrte vor sich hin. Dann stand er auf, schlurfte völlig erledigt ins Schlafzimmer und fiel auf das ungemachte Bett. Ehe er, immer noch angekleidet, einschlief, während draußen die Vögel sangen und die Sonne aufging, sagte er noch mit trockener, heiserer Stimme: »Es muss eine völlig neue Technologie sein … irgendwer hat eine Wissenschaft in den Ruinen der Mayas entdeckt … oder von einem anderen Stern mitgebracht.«

4

Frühlingshaft gekleidete Menschen bewegten sich in einem ständig wechselnden, raschen Strom die Gehsteige auf und ab. Offenbar gab es überall elegante junge Frauen mit klappernden Stöckelschuhen (er konnte sie selbst aus dem Wagen hören), deren bunte Kleider im hellen Morgenlicht außergewöhnlich grell wirkten. Er genoss den Anblick der Menschen und Farben, obwohl sie seine überempfindlichen Augen nach wie vor reizten, und wies den Fahrer an, langsam die Park Avenue hinunterzufahren. Es war ein herrlicher Tag, einer der ersten wirklich schönen Tage seines zweiten Frühjahrs hier auf der Erde. Lächelnd lehnte er sich in das speziell für ihn entworfene Polster zurück, während der Wagen langsam und gleichmäßig Richtung Downtown glitt. Arthur war ein erstklassiger Fahrer; man hatte ihn wegen seiner Vorsicht und seiner Fähigkeit, ein gleichmäßiges Tempo zu halten und plötzliche Bremsmanöver zu vermeiden, ausgesucht.

Auf mittlerer Höhe bogen sie in die Fifth Avenue ab und hielten vor Farnsworths altem Bürogebäude. Auf einer Seite des Eingangs prangte jetzt ein Messingschild mit einer diskret hervortretenden Aufschrift: World Enterprises Corporation. Newton stellte seine Sonnenbrille etwas dunkler, um sich gegen das Sonnenlicht draußen zu schützen, und stieg vorsichtig aus. Er stand auf dem Pflaster, reckte sich und spürte die Sonne auf seinem Gesicht – lau für die Leute ringsum, eine Spur zu warm für ihn.

Arthur streckte den Kopf aus dem Fenster und fragte: »Soll ich warten, Mr. Newton?«

Er reckte sich erneut, genoss die Sonne und die Luft. Seit mehr als einem Monat hatte er seine Wohnung nicht verlassen. »Nein«, sagte er. »Ich rufe Sie an, Arthur. Aber vor heute Abend werde ich Sie wahrscheinlich nicht brauchen. Gehen Sie ins Kino, wenn Sie Lust haben.«

Er betrat das Gebäude durch den Haupteingang, ging an den Reihen von Aufzügen vorbei und weiter bis zu dem Speziallift am Ende der Lobby, wo ihn ein steif wirkender Liftboy in tadelloser Uniform erwartete. Newton lächelte in sich hinein; er konnte sich die Flut von Anweisungen vorstellen, die am Tag zuvor erteilt worden waren, nachdem er telefonisch seine Ankunft für den nächsten Morgen angekündigt hatte. Seit drei Monaten hatte er die Büros nicht mehr betreten. Es kam nur sehr selten vor, dass er seine Wohnung verließ. Der Liftboy empfing ihn mit einem einstudierten, nervösen »Guten Morgen, Mr. Newton.« Der lächelte ihm zu und betrat den Lift.

Langsam und sanft transportierte ihn der Aufzug in den sechsten Stock, in dem früher Farnsworths Kanzlei untergebracht gewesen war. Der Anwalt erwartete ihn, als sich die Tür wieder öffnete. Wie ein Potentat trug er einen grauen Seidenanzug und dazu einen funkelnden roten Edelstein an seinem dicken, perfekt gepflegten Ringfinger. »Sie sehen gut aus, Mr. Newton«, sagte er und ergriff vorsichtig die ausgestreckte Hand. Farnsworth war sehr aufmerksam; er hätte sofort gemerkt, wenn Newton aufgrund einer wie auch immer als grob empfundenen Berührung zusammengezuckt wäre.

»Vielen Dank, Oliver. Mir geht es ja auch hervorragend.«

Farnsworth führte ihn durch einen Gang mit Büros zu einer Suite mit der Aufschrift W.E. Corp. Sie passierten eine Unmenge von Sekretärinnen, die in ihrer Gegenwart respektvoll verstummten, und betraten schließlich Farnsworths Büro, auf dessen Tür in kleinen Messingbuchstaben »O. Y. Farnsworth, Aufsichtsratsvorsitzender« stand.

Wie zuvor bestand die Einrichtung aus einem bunten Durcheinander von Rokoko-Möbeln, die von einem riesigen, grotesk verzierten Caffieri-Schreibtisch beherrscht wurden. Und wie immer war der Raum von Musik erfüllt – diesmal einem Geigenstück. Newton empfand das als unangenehm, sagte aber nichts.

Ein Dienstmädchen servierte ihnen Tee, während sie ein paar Minuten plauderten. Newton hatte gelernt, Tee zu genießen, obwohl er ihn nur lauwarm trinken konnte. Dann wandte sich das Gespräch geschäftlichen Fragen zu, ihrem Stand vor den Gerichten, der Einrichtung und Verteilung von Direktorenposten und Dachgesellschaften, der Vergabe von Konzessionen und Lizenzen, Tantiemen, der Finanzierung neuer Fabriken, dem Kauf alter Anlagen, Märkten, Preisen und unterschiedlichen Käuferinteressen an den dreiundsiebzig Gebrauchsgegenständen, die sie herstellten – Fernsehantennen, Transistoren, Fotofilmen und Strahlungsdetektoren –, und an den mehr als dreihundert Patenten, die sie vergeben hatten, angefangen bei Ölgewinnungsverfahren bis hin zu harmlosen Ersatzstoffen für Schießpulver, das in Kinderspielzeug benutzt wurde. Newton registrierte Farnsworths Verblüffung – noch größer als sonst – angesichts seiner Kenntnisse und sagte sich, dass es wahrscheinlich klug wäre, ein paar absichtliche Fehler in seine Aufzählungen von Zahlen und Details einzubauen. Trotzdem war es amüsant und spannend, bei derartigen Erörterungen seinen antheanisch geprägten Verstand zu benutzen, obwohl ihm klar war, dass dieses Vergnügen auf schäbigem, sinnlosem Stolz beruhte. Es war so, als würde einer dieser Leute – er dachte an sie immer als »diese Leute«, obwohl er gelernt hatte, sie zu mögen und sogar zu bewundern – merken, dass er, Newton, es mit einer Gruppe von sehr wachsamen, kreativen Schimpansen zu tun hatte. Er hatte sie ins Herz geschlossen, konnte es sich aber in seiner grundlegend menschlichen Eitelkeit nicht verkneifen, zu ihrer sprachlosen Verblüffung seine geistige Überlegenheit auszuspielen. Doch egal, wie vergnüglich es sein mochte, er durfte nicht vergessen, dass diese Leute gefährlicher waren als Schimpansen und seit tausenden Jahren keinen ungetarnten Antheaner mehr gesehen hatten.

Sie unterhielten sich weiter, bis das Dienstmädchen ihnen den Lunch servierte, Hühnersandwich und eine Flasche Rheinwein für Farnsworth, Haferkekse und ein Glas Wasser für Newton. Hafermehl, so hatte er herausgefunden, war eins der leichtverdaulichen Nahrungsmittel für die komplizierten Bedürfnisse seines Körpers, deshalb aß er es häufig. Das Gespräch über die komplexe Aufgabe der Finanzierung ihrer diversen und weitverzweigten Unternehmen setzte sich noch ziemlich lange fort. Mittlerweile genoss Newton diesen Teil des Spiels um seiner selbst willen. Er war gezwungen gewesen, es von der Pike auf zu lernen – es gab vieles an dieser Gesellschaft und diesem Planeten, das man allein mit Fernsehen nicht lernen konnte –, und hatte entdeckt, dass er eine natürliche Begabung dafür hatte, möglicherweise ein Atavismus, der auf seine Urahnen in der guten alten Zeit zurückging, als die primitive antheanische Gesellschaft ihre Blüte erlebt hatte. Diese Erde hatte damals ihre zweite Eiszeit durchgemacht, die Zeit des rauen Kapitalismus und der Kriege, bevor die antheanischen Energiequellen erschöpft waren und das Wasser versiegte. Es gefiel ihm, mit Wahrscheinlichkeitsrechnungen und Zahlen des Finanzsektors zu spielen, obwohl ihn diese Macht kaum erregte und er mit gezinkten Karten angetreten war, die er zehntausend Jahren antheanischer Elektronik, Chemie und Optik verdankte. Trotzdem vergaß er keinen Augenblick, wozu er auf die Erde gekommen war. Es begleitete ihn auf Schritt und Tritt, wie der dumpfe Schmerz, der sich immer noch in seinen jetzt kräftigeren, aber immer müden Muskeln regte, genauso wie die unglaubliche Fremdheit dieses riesigen und vielfältigen Planeten, egal, wie vertraut er ihm geworden war.

Farnsworth gefiel ihm. Die wenigen Menschen, mit denen er zu tun hatte, gefielen ihm. Frauen waren nicht darunter, denn er fürchtete sie, aus Gründen, die er sich selbst nicht erklären konnte. Manchmal machte es ihn traurig, dass es aus Sicherheitsgründen zu riskant war, diese Leute besser zu verstehen. Farnsworth war ein Hedonist, aber auch ein schlauer Kerl, dem es Spaß machte, mit Geld zu spielen, einer, den man gelegentlich im Auge behalten musste, ein möglicherweise gefährlicher Mensch, jemand, dessen Verstand viele feine und subtile Facetten aufwies. Er hatte sein riesiges Einkommen – das Newton für ihn verdreifacht hatte – nicht nur aufgrund seiner Reputation gemacht.

Nachdem er Farnsworth seine Vorstellungen über die vor ihnen liegenden Aufgaben klar genug erläutert hatte, lehnte er sich einen Augenblick im Sessel zurück, als müsse er sich ausruhen, und sagte dann: »Nun, da sich das Geld allmählich … akkumuliert, möchte ich etwas Neues vorschlagen, Oliver. Ich hatte bereits ein Forschungsprojekt erwähnt …«

Farnsworth wirkte nicht überrascht. Andererseits hatte er sich möglicherweise etwas Wichtigeres als Thema dieses Treffens vorgestellt. »Ja, Mr. Newton?«

Der lächelte freundlich. »Das wird etwas ganz anderes, Oliver. Und ziemlich kostspielig obendrein, fürchte ich. Sie werden einiges damit zu tun haben, es aufzubauen – jedenfalls, was die Finanzierung angeht.« Er stand auf und sah einen Moment aus dem Fenster auf die graue Reihe distinguierter Fifth-Avenue-Geschäfte und die Bäume. »Es ist ein gemeinnütziges Projekt, deshalb wird es vermutlich das Beste sein, eine Forschungsstiftung einzurichten.«

»Eine Forschungsstiftung?« Der Anwalt verzog den Mund.

»Ja.« Er wandte sich wieder Farnsworth zu. »Ja, ich denke, wir werden sie in Kentucky ansiedeln, mit dem gesamten Kapital, das ich zusammenkratzen kann. Das dürften um die vierzig Millionen Dollar sein, soweit ich weiß – vorausgesetzt, wir können die Banken dazu überreden, uns zu helfen.«

Farnsworths Brauen hoben sich. »Vierzig Millionen? Sie sind nicht mal halb so viel wert, Mr. Newton. In sechs Monaten vielleicht, aber wir haben gerade erst angefangen ...«

»Ja. Ich weiß. Aber ich werde wohl meine Anteile an Worldcolor an Eastman Kodak verkaufen – vollständig. Sie können Ihre Anteile natürlich behalten, wenn Sie das möchten. Eastman wird schon wissen, was man damit anstellen kann. Sie sind bereit, ziemlich weit zu gehen, um sie zu bekommen – unter der Bedingung, dass ich innerhalb der nächsten fünf Jahre keinen konkurrenzfähigen Farbfilm auf den Markt bringe.«

Farnsworths Gesicht lief rot an. »Ist das nicht so, als würde man eine lebenslange Beteiligung am Gewinn aus der Staatskasse verkaufen?«

»Vermutlich. Aber ich brauche das Kapital, und Sie wissen selbst, dass wir mit Blick auf die Patente immer mit lästigen Antitrust-Maßnahmen rechnen müssen. Außerdem hat Kodak besseren Zugang zu den Weltmärkten als wir. Wirklich, wir würden uns eine Menge Probleme ersparen.«

Farnsworth schüttelte etwas beruhigt den Kopf. »Wenn ich das Copyright an der Bibel besäße, würde ich es auch nicht an Random House verkaufen. Aber vermutlich wissen Sie, was Sie tun. Es wäre nicht das erste Mal.«

5

An der Pendley State University in Pendley, Iowa, schaute Nathan Bryce im Büro seines Chefs vorbei. Das war Professor Canutti, und seine Stellung war die eines Fachkoordinators und Betreuers an der Fakultät. So nannte man mittlerweile die meisten Abteilungsleiter, seit die große Etikettenverschiebung aus schlichten Handelsvertretern Außendienstmitarbeiter und aus Hausmeistern Immobilienverwalter gemacht hatte. Es hatte nur ein bisschen länger gedauert, bis sie die Universitäten erreicht hatte. Aber letzten Endes hatten sie damit leben müssen, und nun gab es statt Sekretärinnen nur noch Empfangsdamen und Verwaltungsassistenten und statt Chefs Koordinatoren.

Professor Canutti mit kurz geschorenem Haar, Pfeife und zerfurchter Haut begrüßte ihn mit einem strahlenden Lächeln und lotste ihn mit einer Handbewegung über den taubeneiblauen Teppich zu einem lavendelfarbenen Plastikstuhl: »Freut mich, Sie zu sehen, Nate.«

Bryce zuckte bei »Nate« beinah sichtbar zusammen, warf einen Blick auf seine Uhr, als hätte er es eilig, und sagte: »Ich habe eine Frage, Mr. Canutti.« Er hatte es kein bisschen eilig, abgesehen davon, dieses Gespräch hinter sich zu bringen. Jetzt, da die Examen vorbei waren, würde er eine Woche lang nichts zu tun haben.

Canutti grinste verständnisvoll, und Bryce verfluchte sich innerlich dafür, diesen golfspielenden Idioten überhaupt aufgesucht zu haben. Doch Canutti könnte etwas wissen, was ihm – Bryce – nutzte; zumindest hatte er als Chemiker einen guten Ruf.

Bryce zog eine Schachtel aus der Tasche und legte sie auf Canuttis Schreibtisch. »Haben Sie diesen neuen Film schon mal gesehen?«

Canutti ergriff sie mit seiner weichen, schwielenlosen Hand und betrachtete sie erstaunt. »Worldcolor? Ja, ich habe ihn sogar schon benutzt, Nate.« Damit stellte er die Schachtel mit einer gewissen Entschiedenheit wieder auf den Schreibtisch. »Ein verdammt guter Film. Er entwickelt sich selbst.«

»Wissen Sie, wie er funktioniert?«

Canutti zog nachdenklich an seiner nicht angezündeten Pfeife. »Nein, Nate. Keine Ahnung. Wie jeder andere Film, nehme ich an. Nur ein bisschen … raffinierter.« Er lächelte über seine höfliche Wortwahl.

»Nicht ganz.« Bryce griff nach der Schachtel, wog sie in der Hand und beobachtete Canuttis ausdrucksloses Gesicht. »Ich habe ein paar Versuche mit dem Material gemacht und war ziemlich perplex. Wie Sie sicher wissen, haben die besten Farbfilme drei verschiedene Emulsionen, eine für jede Primärfarbe. Dieser hier aber hat überhaupt keine.«

Canutti runzelte die Stirn. *Wenigstens tust du so, als wärst du überrascht, du Idiot,* dachte Bryce. Canutti nahm die Pfeife aus dem Mund: »Klingt unmöglich. Wo bleibt die Lichtempfindlichkeit?«

»Offenbar im Material selbst. Wahrscheinlich hat es was mit Bariumsalzen zu tun – weiß der Himmel, wie genau. Kristalline Bariumsalze in zufälliger Verteilung.« Er holte tief Luft. »Und der Entwickler ist gasförmig – in einer kleinen Kapsel unter dem Schraubverschluss. Ich habe versucht herauszufinden, was sie enthält, doch alles, was ich mit Sicherheit sagen kann, ist Kaliumnitrat, irgendwelche Peroxide und etwas, das sich verhält wie Kobalt, so wahr ich hier sitze. Außerdem ist es leicht radioaktiv, was eine Erklärung sein könnte, allerdings weiß ich nicht, wofür.«

Canutti gewährte ihm die lange Pause, die diese kleine Lektion nach allen Regeln der Höflichkeit beanspruchen durfte. Dann sagte er: »Klingt verrückt, Nate. Wo wird das Zeug hergestellt?«

»Es gibt eine Fabrik in Kentucky. Aber eingetragen sind sie in New York, soweit ich rauskriegen konnte. Allerdings ohne Börsennotierung.«

Canutti hörte zu und setzte eine ernste Miene auf, wahrscheinlich eine, die er sich für feierliche Gelegenheiten aufhob, etwa die Aufnahme in einen neuen Country Club, dachte Bryce. »Verstehe. Nun, dann ist es eine eher heikle Sache, was?«

Heikel? Was zum Teufel sollte das heißen? Natürlich war es heikel. Es war unmöglich. »Ja, heikel, das ist es. Deshalb bin ich hier.« Er zögerte einen Augenblick; es widerstrebte ihm, diesen aufgeblasenen kleinen Angeber um einen Gefallen zu bitten. »Ich würde der Sache gern nachgehen und rauskriegen, wie zum Teufel das Ganze funktioniert. Deshalb wollte ich fragen, ob ich eins der großen Forschungslabore unten im Keller benutzen kann – zumindest in der Zeit zwischen den Semestern. Außerdem könnte ich einen Studenten als Assistenten gebrauchen, wenn einer frei wäre.«

Etwa nach der Hälfte dieser Rede hatte sich Canutti auf seinem Plastikstuhl zurückgelehnt, als presste Bryce ihn durch seine bloße Anwesenheit in die dicken, weichen Schaumstoffkissen. »Die Labore sind alle besetzt, Nate«, sagte er. »Sie wissen doch, wir haben mehr Industrie- und Militärprojekte, als wir bewältigen können. Warum schreiben Sie nicht an die Firma und fragen nach?«

Bryce versuchte, seine Stimme zu beherrschen. »Hab ich bereits versucht. Sie antworten nicht. Niemand weiß etwas über sie. Auch in den Zeitungen habe ich nichts gefunden – nicht mal in der *American Photochemistry*.« Er hielt einen Augenblick inne. »Hören Sie, alles, was ich brauche, ist ein Labor, Professor Canutti ... ich schaffe es notfalls auch ohne Assistent.«

»Walt. Walt Canutti. Aber die Labore sind vergeben, Nate. Koordinator Johnson würde mir die Hölle heißmachen, wenn ich ...«

»Hören Sie ... Walt ... Es handelt sich um *Grundlagenforschung*. Johnson hält doch ständig Reden zum Thema Grundlagenforschung, oder? Das Rückgrat der Wissenschaft. Doch wir beschäftigen uns hier anscheinend nur mit der Entwicklung billigerer Herstellungsmethoden für Insektizide und der Perfektionierung von Giftgasbomben.«

Canutti hob die Brauen, immer noch tief in den Kissen versunken. »Gewöhnlich drücken wir uns so nicht aus, wenn wir über unsere militärischen Projekte reden, Nate. Unsere angewandte Taktikforschung ist ...«

»Schon gut, schon gut.« Er zwang sich zu einem beherrschteren Tonfall. »Menschen umzubringen ist Teil der Grundlagenforschung, nehme ich an. Und außerdem Teil des nationalen Überlebens. Aber dieser Film …«

Canutti schoss das Blut ins Gesicht. »Hören Sie, Nate. Sie wollen sich in kommerzielle Verfahren einmischen. Obendrein in welche, die bereits prima funktionieren. Warum regen Sie sich dermaßen auf? Der Film ist also ungewöhnlich. Umso besser!«

»Mein Gott«, sagte Bryce. »Dieser Film ist mehr als ungewöhnlich. Das sehen Sie doch selbst. Sie sind Chemiker – ein besserer als ich. Verstehen Sie denn nicht, was für eine Technik da zum Zuge kommt? Bariumsalze und ein gasförmiger Entwickler, Herrgott noch mal!« Plötzlich erinnerte er sich, dass er noch immer die Filmrolle in der Hand hatte, und streckte sie aus, als wäre sie eine Schlange oder eine heilige Reliquie. »Es kommt mir vor, als wären wir … als wären wir Höhlenbewohner, die sich die Flöhe aus den Achselhöhlen kratzen, und dann findet einer von uns eine … eine Rolle mit Zündplättchen …« Im nächsten Augenblick traf es ihn wie ein Schlag vor die Brust, er stockte kurz und dachte, ach du liebe Güte – diese Knallplättchen!, »… und wirft sie ins Feuer. Denken Sie an die Tradition, die technische Entwicklung, die in die Fertigung eines Streifen Papiers mit kleinen, sauber aufgereihten Schießpulverladungen einging, damit wir die kleinen Knaller hören … *peng, peng, peng!* Oder stellen Sie sich vor, Sie zeigten einem alten Römer, der sich gerade mal mit Sonnenuhren auskennt, eine Armbanduhr …« Er brach ab, weil er jetzt erneut daran denken musste, dass die Knallplättchen so laut explodiert waren, aber kein bisschen nach Schießpulver gerochen hatten.

Canutti lächelte kühl. »Nun, Nate, Sie sind sehr wortgewandt. Aber ich an Ihrer Stelle würde mich nicht dermaßen über die Idee eines kreativen Forschungsteams ereifern.« Er versuchte, humorvoll zu klingen und die Meinungsverschiedenheit mit einem Scherz zu überspielen. »Ich bin nicht der Meinung, dass wir Besuch von Menschen aus der Zukunft bekommen haben. Jedenfalls nicht, um uns einen Kamerafilm zu verkaufen.«

Bryce umklammerte die Filmschachtel in seiner Hand und stand auf. Seine Stimme war leise. »Von wegen kreatives Forschungsteam! Nach allem, was ich weiß, benutzt dieser Film nicht ein einziges chemisches Verfahren aus über hundert Jahren Entwicklung in der Fotografie – dieser Prozess könnte durchaus von Außerirdischen stammen. Oder es gibt irgendwo in Kentucky ein Genie, das uns nächste Woche Perpetuum mobiles andrehen wird.« Die Unterhaltung ging ihm auf die Nerven, abrupt drehte er sich um und ging auf die Tür zu.

Wie eine Mutter, die ihrem wutentbrannten Kind nachruft, sagte Canutti: »Ich an Ihrer Stelle würde lieber nicht zu viel über Außerirdische reden, Nate. Selbstverständlich weiß ich, was Sie meinen …«

»Selbstverständlich wissen Sie das«, gab Bryce zurück und schloss die Tür hinter sich. Er fuhr mit der Einschienenbahn direkt nach Hause und fing an, auf kleine Jungs mit Spielzeugpistolen zu achten – oder vielmehr zu horchen.

6

Fünf Minuten nach Verlassen des Flughafens ging ihm auf, dass er einen schwerwiegenden Fehler gemacht hatte. Er hätte nicht versuchen sollen, im Sommer so weit nach Süden zu fliegen, ganz gleich, wie notwendig es war. Er hätte Farnsworth schicken sollen oder irgendwen anders, um das Grundstück zu kaufen und die erforderlichen Vereinbarungen zu treffen. Das Thermometer war auf mehr als 30 Grad geklettert, und da er physisch nicht imstande war, zu schwitzen, weil sein Körper eher für Temperaturen unter 10 Grad geschaffen war, ging es ihm so schlecht, dass er auf der Fahrt mit der Flughafen-Limousine ins Zentrum von Louisville, auf der sein immer noch von der Schwerkraft geplagter Körper schmerzhaft gegen die harten Polster gepresst wurde, um ein Haar ohnmächtig geworden war.

Doch nach mehr als zwei Jahren auf der Erde und zehn Jahren körperlicher Konditionierung vor dem Start in Anthea war er imstande, den Schmerz zu ertragen und mit schierer Willenskraft, verbissen, aber auch ein wenig durcheinander bei Bewusstsein zu bleiben. Er schaffte es, sich von der Limousine in die Lobby des Hotels zu schleppen und von da zum Lift – erleichtert, dass dieser langsam und sanft aufwärtsglitt. In seinem Zimmer im dritten Stock fiel er aufs Bett, sobald der Page ihn sich selbst überlassen hatte.

Etwas später raffte er sich auf und stellte die Klimaanlage auf die niedrigste Temperatur. Dann legte er sich erneut aufs Bett. Die Klimaanlage funktionierte hervorragend; sie basierte auf einer Gruppe von Patenten, für die er der Herstellerfirma eine Lizenz erteilt hatte. In kurzer Zeit war der Raum so weit heruntergekühlt, dass es für ihn gut auszuhalten war, aber er ließ sie weiterlaufen, dankbar, dass sein Beitrag zur Wissenschaft der Kühltechnik es ermöglichte, die hässlichen kleinen Kästen, die so lebenswichtig für ihn waren, geräuschlos funktionieren zu lassen.

Es war Mittag; nach einer Weile rief er den Zimmerservice und bestellte eine Flasche Chablis und ein wenig Käse. Er hatte erst vor Kurzem angefangen, Wein zu trinken, und zu seiner Freude festgestellt, dass er auf ihn offenbar dieselbe Wirkung hatte wie auf die Erdbewohner. Der Wein war gut, der Käse allerdings ein bisschen gummiartig. Er stellte den Fernseher an, der ebenfalls nach einem W. E. Corp.-Patent hergestellt war, und machte es sich in einem Lehnstuhl gemütlich, entschlossen, sich zu vergnügen, da er an diesem heißen Nachmittag ohnehin nichts anderes unternehmen konnte.

Es war schon mehr als ein Jahr her, dass er längere Zeit ferngesehen hatte, und es kam ihm sehr seltsam vor, es jetzt hier in diesem luxuriösen und auf vulgäre Art modernen Hotel zu tun. Es hatte so viel Ähnlichkeit mit den Apartments, in denen Privatdetektive aus Fernsehkrimis wohnten, mit bequemen Polstersesseln, unbenutzten Bücherregalen, abstrakten Gemälden und Hausbars aus Kunststoff. Er sah den kleinen Männern und Frauen zu, die sich über den Bildschirm bewegten, wie er es so viele Jahre zu Hause in Anthea getan hatte. Er dachte an diese Zeit zurück, während er langsam den kühlen Wein nippte und am Käse knabberte – eine sonderbare, fremdartige Verpflegung –, während die Hintergrundmusik eines Liebesfilms den kühlen Raum erfüllte und die gedämpften Stimmen aus den kleinen Lautsprechern als merkwürdig gutturales Kauderwelsch, das es ja auch tatsächlich war, gegen sein empfindliches, von einer anderen Welt konditioniertes Gehör prallten. So anders als das sanfte Lispeln seiner eigenen Sprache, obwohl sich die eine vor langer Zeit aus der anderen entwickelt hatte. Zum ersten Mal seit Monaten erlaubte er sich die Erinnerung an die leisen Unterhaltungen mit alten Freunden auf Anthea, an die milde, leichte Nahrung, die er sein ganzes Leben lang zu sich genommen hatte, an seine Frau und die Kinder. Vielleicht war es dieses kühle Zimmer, das ihn nach dem anstrengenden Flug beruhigte, vielleicht war es der Alkohol, der noch neu für sein Blut war – jedenfalls versetzte es ihn in einen Zustand, der große Ähnlichkeit mit menschlicher Wehmut hatte – sentimental, egoistisch und bitter. Plötzlich sehnte er sich nach dem Klang seiner Sprache, nach den hellen Farben der antheanischen Erde, dem Duft der trockenen Wüste, dem satten Sound antheanischer Musik und dem Anblick der dünnen, gazeähnlichen Hauswände, des Staubs in den Städten. Er dachte an seine Frau, mit der vagen körperlichen Lust eines Antheaners – einem stillen, beharrlichen Schmerz. Und plötzlich empfand er Ekel, als er sich im Zimmer umsah, beim Anblick der vornehm-grauen Wände und ordinären Möbel. Er hatte sie satt, diese schäbige, fremde Welt und ihre laute, kehlige, wurzellose und sinnliche Kultur, diese Anhäufung von schlauen, ruhelosen, mit sich selbst beschäftigten Affen, vulgär, gleichgültig, während ihre zerbrechliche Zivilisation einstürzte wie die London Bridge und alle anderen Brücken.

Er spürte etwas, das er schon mehrmals zuvor so empfunden hatte; eine bleierne Mattigkeit, eine Art Weltschmerz, tiefe Erschöpfung angesichts dieses stets geschäftigen, zerstörerischen Planeten und seines nervenaufreibenden Lärms. Er hatte Lust, das Ganze aufzugeben; es war absurd, unglaublich absurd gewesen, vor mehr als zwanzig Jahren überhaupt damit angefangen zu haben. Erneut sah er sich müde um. Was machte er hier – in dieser anderen Welt, der dritten nach der Sonne, hundert Millionen Meilen von seiner Heimat entfernt? Er stand auf und stellte den Fernseher aus, dann kehrte er zu seinem Sessel zurück, trank weiter und spürte den Alkohol jetzt stärker, aber das war ihm egal.

Fünfzehn Jahre lang hatte er amerikanisches, britisches und russisches Fernsehen geschaut. Seine Kollegen hatten eine riesige Bibliothek von aufgezeichneten Fernsehprogrammen zusammengestellt, und als Amerika vor mehr als vierzig Jahren angefangen hatte, rund um die Uhr zu senden, hatten sie bereits die meisten Feinheiten der Sprache durch das Abhören von Radioprogrammen entziffert. Er hatte sie Tag für Tag studiert, die Sprache gelernt, Verhaltensregeln, Geschichte und Geografie, alles, was ihm zugänglich war, bis er sich mithilfe von vielfältigen Querverweisen selbst die Bedeutung obskurer Worte wie »gelb«, »Waterloo« oder »Demokratische Republik« eingeprägt hatte, Letzteres ein Phänomen, das keine wie auch immer geartete Entsprechung auf Anthea hatte. Und während er gearbeitet, studiert, endlos trainiert und jahrelang in fiebriger Erwartung gelebt hatte, überlegten seine Kollegen hin und her, ob man die Reise überhaupt unternehmen sollte. Es stand ihnen so wenig Energie zur Verfügung, abgesehen von den Solarzellen in der Wüste, und es würde eine Menge Brennstoff nötig sein, um auch nur einen einzigen Antheaner über den leeren Golf möglicherweise in den Tod zu schicken. Vielleicht landete er gar in einer bereits untergegangenen Welt, einer, die bis dahin so wie Anthea selbst wäre, übersät mit Atommüll, den ausgebrannten Resten einer affenähnlichen Raserei. Aber am Ende hatten sie erklärt, dass die Reise stattfinden sollte, in einem der alten, uralten Raumschiffe, die noch in unterirdischen Gewölben lagerten. Ein Jahr vor dem Start hatten sie ihn informiert, dass die Pläne endlich feststanden und das Raumschiff bereit wäre, wenn die Planeten die richtige Position für die Überquerung erreicht hätten. Er war kaum imstande gewesen, das Zittern seiner Hände zu unterdrücken, als er seiner Frau davon erzählte.

* * *

Er wartete bis fünf Uhr nachmittags in seinem Hotelzimmer, ohne sich aus dem Sessel zu rühren. Dann stand er auf, rief den Immobilienmakler an und kündigte seine Ankunft für halb sechs an. Schließlich brach er auf und ließ die halb geleerte Flasche auf der Bar stehen. Er hatte gehofft, dass es draußen inzwischen erheblich kühler wäre, doch das war ein Trugschluss.

Er hatte das Hotel ausgesucht, weil es nur drei Häuserblocks von dem Büro entfernt war, das er jetzt aufsuchen würde, um die geplante große Immobilientransaktion in die Wege zu leiten. Er schaffte es, die kurze Strecke zu Fuß zu gehen, doch die stickige, schwere und quälend heiße Luft, die wie ein Kissen über der Straße hing, machte ihn schwindlig, konfus und schwach. Eine Sekunde dachte er daran, ins Hotel zurückzukehren und den Immobilienmakler zu bitten, zu ihm zu kommen, doch dann ging er weiter.

Und als er das Gebäude endlich gefunden hatte, entdeckte er etwas, das ihm Angst machte: Das Büro befand sich im achtzehnten Stock. So hohe Gebäude hatte er in Kentucky nicht erwartet – damit hatte er einfach nicht gerechnet. Die Treppe hinaufzusteigen kam nicht infrage. Und über die Aufzüge wusste er nichts. Sollte er einen erwischen, der zu schnell oder zu ruckelig war, könnte sich das verheerend auf seinen ohnehin von der Schwerkraft gebeutelten Körper auswirken. Doch die Aufzüge wirkten neu und stabil, und zumindest war das Gebäude klimatisiert. Er betrat einen der Lifts, leer bis auf den Fahrstuhlführer, einen ruhigen, alten Mann mit Flecken von Tabaksaft auf der Uniform. Dann nahmen sie noch einen Fahrgast mit, eine hübsche rundliche Frau, die im letzten Moment atemlos angerannt kam. Der Fahrstuhlführer schloss die Messingtüren. »Neunzehn, bitte«, sagte Newton, die Frau murmelte »Zwölf«, und der alte Mann legte lässig, beinahe verächtlich die Hand auf die manuelle Steuerung. Entsetzt stellte Newton fest, dass es sich keineswegs um einen modernen, automatischen Aufzug handelte, sondern um einen auf neu getrimmten alten Fahrstuhl. Doch diese Erkenntnis kam für den Bruchteil einer Sekunde zu spät, denn noch ehe er protestieren konnte, spürte er, wie sich ihm der Magen umdrehte und seine Muskeln sich vor Schmerz verkrampften, als der Aufzug ruckte, stockte, wieder ruckte und dann aufwärtsschoss, wobei er vorübergehend sein ohnehin verdreifachtes Gewicht noch einmal verdoppelte. Und dann schien alles gleichzeitig zu passieren. Er sah, wie die Frau ihn anstarrte, und wusste, dass vermutlich seine Nase blutete und das Blut über sein Hemd strömte, und als er an sich heruntersah, war es tatsächlich so. Im gleichen Augenblick hörte er, besser gesagt, spürte er in seinem zitternden Körper ein sprödes Knacken, dann gaben seine Beine nach und er fiel auf den Boden des Aufzugs, grotesk verdreht, sah gerade noch ein schrecklich quer gestelltes Bein unter sich und verlor das Bewusstsein. Sein Verstand stürzte in eine Dunkelheit, die so tief war wie die Leere, die ihn von zu Hause trennte.

* * *

Er war schon zwei Mal im Leben ohnmächtig geworden, einmal während des Trainings in der Zentrifuge zu Hause und einmal während der gewaltigen Beschleunigung seines Raumschiffs beim Start. Beide Male hatte er sich rasch wieder erholt, nachdem er verwirrt und unter Schmerzen wieder zu sich gekommen war. Auch diesmal wehrte sich sein geschundener Körper mit Schmerzen und angstvoller, verwirrender Orientierungslosigkeit. Er lag auf dem Rücken, auf etwas Glattem, Weichem, und seine Augen öffneten sich im grellen Licht. Er blinzelte, fuhr zusammen und wandte den Kopf ab. Er lag auf einer Art Couch. Am anderen Ende des Zimmers stand eine Frau an einem Schreibtisch, mit dem Telefonhörer in der Hand. Sie sah zu ihm herüber. Er starrte sie an, und dann fiel es ihm wieder ein – es war die Frau aus dem Aufzug.

Sie zögerte, als sie sah, dass er wach war, und schien nicht zu wissen, was sie mit dem Hörer machen sollte, den sie noch immer kraftlos in der Hand hielt. Sie lächelte ihn unsicher an. »Alles in Ordnung, Mister?«

Seine Stimme hörte sich fremd an, schwach und leise. »Ich glaube schon. Ich weiß nicht …« Seine Beine lagen wieder ausgestreckt vor ihm. Er hatte Angst, sie zu bewegen. Das Blut auf seinem Hemd war noch klebrig, aber inzwischen kalt. Er konnte nicht lange ohnmächtig gewesen sein. »Ich glaube, ich habe mir die Beine verletzt …«

Sie sah ihn ernst an und schüttelte den Kopf. »Kann man wohl sagen. Einer war verdreht wie'n alter Bindedraht.«

Er sah sie weiter an, unschlüssig, was er sagen sollte, und versuchte zu überlegen, was er tun sollte. Ein Krankenhaus kam nicht infrage, dort würde man ihn untersuchen. Röntgenstrahlen …

»Seit fünf Minuten versuche ich, einen Arzt für Sie aufzutun.« Ihre Stimme war heiser, und sie wirkte verängstigt. »Bei dreien hab ich schon angerufen, aber keiner war zu sprechen.«

Er sah sie blinzelnd an und versuchte, klar zu denken. »Nein«, sagte er schließlich. »Rufen Sie keinen …«

»Keinen Arzt? Aber Sie müssen zum Arzt, Mister. Sie haben sich mächtig verletzt.« Sie wirkte skeptisch, besorgt, aber zu verängstigt, um misstrauisch zu sein.

»Nein.« Er versuchte, noch mehr zu sagen, doch plötzlich überkam ihn eine solche Übelkeit, dass er sich über den Rand der Couch erbrach, ohne wirklich zu wissen, was er da tat, und bei jeder Verkrampfung schienen seine Beine vor Schmerz zu schreien. Dann ließ er sich erschöpft wieder zurückfallen, mit dem Gesicht der Decke zugewandt. Doch das Licht war zu grell, es brannte sich durch die geschlossenen Lider hindurch – seine dünnen, durchscheinenden Lider. Stöhnend legte er den Arm darüber, um sie zu schützen.

Irgendwie schien es sie zu beruhigen, dass er sich übergeben hatte. Vielleicht lag es an der erkennbaren Menschlichkeit des Ganzen. Ihre Stimme klang jetzt sicherer. »Kann ich was tun?«, fragte sie. »Gibt es was, das Ihnen helfen würde?« Sie zögerte. »Soll ich Ihnen was zu trinken holen?«

»Nein. Ich will nicht …« *Was sollte er bloß machen?*

Plötzlich wurde ihre Stimme leicht, als wäre sie knapp einem hysterischen Anfall entkommen. »Es hat Sie ganz schön erwischt«, sagte sie.

»Kann man wohl sagen.« Er drehte sein Gesicht zur Wand, um dem Licht auszuweichen. »Könnten Sie … könnten Sie mich einfach eine Weile allein lassen? Es wird gleich besser … ich muss mich nur kurz ausruhen.«

Sie lachte leise. »Ich wüsste nicht, wie. Das hier ist ein Büro. Morgen früh werden Leute kommen, die hier arbeiten. Der Aufzugführer hat mir den Schlüssel gegeben.«

»Oh.« Er musste etwas gegen die Schmerzen tun, sonst würde er nicht lange bei Bewusstsein bleiben. »Hören Sie«, sagte er. »Ich habe einen Zimmerschlüssel in der Tasche, für das Brown Hotel. Es liegt drei Blocks entfernt, einfach die Straße runter, wenn Sie …«

»Ich weiß, wo das Brown Hotel ist.«

»Ach, das ist gut. Könnten Sie vielleicht mit dem Schlüssel dorthin gehen und mir die schwarze Aktentasche aus dem Schrank holen? Sie mir herbringen? Ich habe … Medikamente darin. Bitte.«

Sie sagte nichts.

»Ich kann Sie bezahlen …«

»Darüber mache ich mir keine Sorgen.« Er drehte sich wieder um und öffnete kurz die Augen, um sie anzusehen. Die Stirn in ihrem breiten Gesicht war gerunzelt, die Brauen verzogen, als dächte sie scharf nach. Dann lachte sie plötzlich, ohne ihn anzusehen. »Ich weiß bloß nicht, ob man mich reinlassen oder in eins der Zimmer spazieren lassen würde, als wär es meins.«

»Warum nicht?« Irgendetwas in seiner Brust schmerzte beim Sprechen. Er hatte das Gefühl, jeden Moment wieder ohnmächtig zu werden. »Warum soll das nicht gehen?«

»Sie verstehen nicht viel von Äußerlichkeiten, was, Mister? Jedenfalls sehen Sie nicht so aus, als hätten Sie damit Probleme. Ich hab nur ein Sommerkleid, und das ist zerrissen. Außerdem könnte ihnen mein Atem nicht gefallen.«

»Oh!«, sagte er.

»Gin. Aber vielleicht könnte ich …« Sie sah nachdenklich aus. »Nein, das geht nicht.«

Er merkte, wie ihm wieder flau wurde, sein Körper schien in der Luft zu schweben. Blinzelnd zwang er sich, bei Bewusstsein zu bleiben, Schwäche und Schmerz standzuhalten. »In meiner Brieftasche. Nehmen Sie die Zwanzigdollarscheine raus. Geben Sie sie den Pagen. Das schaffen Sie.« Das Zimmer drehte sich um ihn, das Licht wurde schwächer, schien wie eine düstere Prozession über sein Gesichtsfeld zu wandern. »Bitte.«

Er spürte, wie sie in seine Tasche fasste, fühlte ihren heißen Atem auf seinem Gesicht und hörte sie kurz darauf nach Luft schnappen. »Liebe Güte!«, keuchte sie. »Arm sind Sie ja nicht gerade … Mann, ich könnte einfach damit abhauen!«

»Tun Sie's nicht«, sagte er. »Bitte helfen Sie mir. Ich bin reich. Ich kann …«

»Mach ich nicht«, sagte sie müde. Und dann, etwas lebhafter: »Halten Sie einfach durch, Mister. Ich bringe Ihnen Ihre Medikamente, und wenn ich das ganze Hotel aufkaufen muss. Machen Sie sich keine Sorgen.«

Er hörte noch, wie die Tür hinter ihr ins Schloss fiel, dann verlor er das Bewusstsein.

Es kam ihm vor, als wäre sie nur einen Moment später wieder zurück, atemlos. Die Aktentasche stand offen auf dem Schreibtisch.

Kurz nachdem er die Schmerztabletten und die anderen Pillen genommen hatte, die dabei helfen würden, das Bein zu heilen, tauchte der Fahrstuhlführer mit einem Mann auf, der sich als Hausmeister vorstellte, und Newton musste ihnen versichern, dass er niemanden anzeigen würde, dass es ihm schon viel besser ging und alles wieder gut war. Nein, er brauchte keinen Krankenwagen. Ja, er würde eine Verzichtserklärung unterschreiben, die sie von jeglicher Verantwortung entband. Ob sie so freundlich wären, ihm ein Taxi zu rufen? Mehrmals hätte er während der aufgeregten Diskussion beinahe erneut das Bewusstsein verloren, und kaum war sie vorbei, wurde er tatsächlich ohnmächtig.

Die Frau war bei ihm, als er im Taxi erwachte. Sie rüttelte ihn sanft. »Wo wollen Sie hin?«, fragte sie. »Wo sind Sie zu Hause?«

Er starrte sie an. »Das … das weiß ich wirklich nicht.«

7

Ein wenig beunruhigt sah er von seiner Lektüre auf. Er hatte nicht gemerkt, dass sie hereingekommen war. Das machte sie oft so, tauchte scheinbar aus dem Nichts auf. Gelegentlich ging ihm ihre heisere, ernste Stimme auf die Nerven. Aber sie war eine gute Seele, ohne jede Spur von Misstrauen. Nach vier Wochen hatte er sie ins Herz geschlossen, so wie einen nützlichen Hausgeist. Er schob das Bein in eine bequemere Lage, bevor er antwortete. »Sie gehen sicher heute Nachmittag in die Kirche, oder?« Er warf ihr einen Blick über die Schulter zu. Offenbar war sie gerade erst eingetreten. Sie presste eine rote Plastiktüte mit Einkäufen an ihren schweren Busen wie ein Kind.

Ein wenig begriffsstutzig grinste sie ihn an, und er erkannte, dass sie wahrscheinlich schon leicht angetrunken war, obwohl es erst früher Nachmittag war. »Das habe ich vor, Mr. Newton. Ich dachte, Sie würden vielleicht mitkommen wollen.« Sie stellte die Tüte auf den Tisch neben die Klimaanlage, die er in der ersten Woche in ihrer Wohnung für sie gekauft hatte. »Ich habe Ihnen Wein mitgebracht«, sagte sie.

Er wandte sich wieder seinem Bein zu. Es lag auf einer wackligen kleinen Kiste vor ihm, die sie mit alten Comic-Heften beschwert hatte, ihrer einzigen Lektüre. Er ärgerte sich. Dass sie Wein gekauft hatte, hieß, dass sie definitiv vorhatte, sich an diesem Abend zu betrinken. Sie vertrug zwar einiges, trotzdem machte es ihn immer nervös, wenn sie trank. Obwohl sie häufig leicht belustigt darüber staunte, wie leicht und zerbrechlich er war, hatte sie vermutlich immer noch keine Ahnung, welchen Schaden sie ihm – seinen zarten Vogelknochen – zufügen konnte, falls sie über ihn stolperte, auf ihn fiel oder ihn versehentlich einfach zu rau anfasste. Sie war eine kräftige, pummelige Frau, mindestens fünfundzwanzig Kilo schwerer als er. »Es war sehr nett von Ihnen, Wein mitzubringen«, sagte er. »Ist er gekühlt?«

»Und ob«, antwortete sie. »Verdammt kalt, wenn Sie mich fragen.« Sie nahm die Flasche aus der Tüte, und er hörte, wie sie gegen die anderen, noch verborgenen Flaschen klirrte. Dann betrachtete sie sie ostentativ. »Diesmal hab ich ihn nicht bei Reichmann gekauft. Heute war meine Stütze fällig, daher hab ich sie gleich beim Rausgehen besorgt. Neben dem Amt gibt's einen kleinen Laden, Goldie's Quickie. Er macht jede Menge Umsatz mit der Kohle der Arbeitslosen.« Sie stellte ein Glas aus der Reihe, die auf dem alten, rot lackierten Bücherregal Platz gefunden hatte, auf die Fensterbank. Dann nahm sie mit einer Lässigkeit, die ihren vertrauten Umgang mit Hochprozentigem kennzeichnete, eine Flasche Gin aus der Tüte und hatte nun Wein in der einen, Gin in der anderen Hand, als könnte sie nicht entscheiden, womit sie anfangen sollte. »Sie lagern alle Weine in einem normalen Kühlschrank, und da wird er zu kalt. Ich hätte ihn doch lieber bei Reichmann kaufen sollen.« Schließlich stellte sie die Weinflasche ab und öffnete den Gin.

»Macht nichts. Er wird bald warm werden.«

»Ich lasse ihn hier stehen, und wenn Sie welchen wollen, sagen Sie Bescheid, okay?« Sie goss sich ein halbes Glas Gin ein und ging dann in die kleine Küche. Er hörte den Löffel in der Schale, als sie wie immer Zucker in ihren Gin rührte. Dann kam sie zurück und trank im Gehen. »Hach, wie ich Gin liebe!«, erklärte sie selbstzufrieden.

»Ich glaube, ich kann nicht mit in die Kirche.«

Sie wirkte aufrichtig enttäuscht. Sie kam zu ihm und nahm umständlich in dem alten, mit Chintz bezogenen Sessel ihm gegenüber Platz, zog mit einer Hand den Saum ihres Kleids über die Knie und hielt in der anderen ihr Glas. »Schade! Es ist eine wirklich schöne Kirche, eins a. Sie würden prima dahin passen.« Zum ersten Mal fiel ihm auf, dass sie einen Diamantring trug. Wahrscheinlich hatte sie ihn mit seinem Geld gekauft. Er nahm es ihr nicht übel; sie hatte ihn mit Sicherheit verdient, nach allem, was sie für ihn getan hatte. Trotz ihrer Gewohnheiten und ihrer Schwatzhaftigkeit war sie eine hervorragende Krankenschwester. Und vor allem nicht neugierig.

Da er sich nicht weiter über die Kirche auslassen wollte, gab er keine Antwort, während sie es sich in dem Sessel bequem machte, um sich ernsthaft dem Gin zu widmen. Sie gehörte zu den unregelmäßigen und sentimentalen Kirchgängern, die Fernsehreporter als tief religiös bezeichneten, weil sie behaupteten, ihre Religion sei eine große Kraftquelle. Das bedeutete im Großen und Ganzen, dass sie sonntagnachmittags Vorträgen über persönlichen Magnetismus lauschten und mittwochabends an Lektionen über Männer teilnahmen, die erfolgreiche Geschäftsleute geworden waren, weil sie so viel beteten. Ihr Glaube beruhte auf der festen Überzeugung, dass alles gut ausgehen würde, egal, was passierte, und ihre Moral lautete, dass jeder für sich selbst entscheiden musste, was gut für ihn war. Betty Jo hatte sich wie viele andere offensichtlich für Gin und Sozialhilfe entschieden.

Seit er vor wenigen Wochen mit dieser Frau zusammengezogen war, hatte er eine Menge über einen Aspekt der amerikanischen Gesellschaft gelernt, den das Fernsehen gar nicht berührt hatte. Er hatte gewusst, dass sich in den vierzig Jahren seit Ende des Zweiten Weltkriegs der allgemeine Wohlstand so beständig ausgebreitet hatte wie die Blüten eines riesigen, unglaublich widerstandsfähigen Unkrauts, und auch, wie dieser Reichtum an die fast alles umfassende Mittelschicht, die von Jahr zu Jahr mehr Zeit für weniger produktive Arbeit aufwandte und damit mehr Geld verdiente, verteilt und von ihr ausgegeben wurde. Es war diese übertrieben gestylte und unglaublich bequeme Mittelschicht, um die es in fast allen Fernsehprogrammen ging, sodass man leicht den Eindruck gewinnen konnte, dass alle Amerikaner jung, braungebrannt, kläräugig und anspruchsvoll waren. Durch die Begegnung mit Betty Jo hatte er gelernt, dass es einen großen Bereich der Gesellschaft gab, der mit diesem Prototyp der Mittelschicht überhaupt nichts zu tun hatte, dass eine enorme, gleichgültige Masse von Menschen buchstäblich keinerlei Ambitionen oder Werte besaß. Er kannte sich genügend mit der Geschichte aus, um zu verstehen, dass Menschen wie Betty Jo früher einmal zu den Opfern der Industrie gehört hätten, jetzt aber ihre Nutznießer waren, komfortabel in Sozialwohnungen lebten –

Betty Jo hatte ein Dreizimmer-Apartment in einem riesigen alten Ziegelbau gemietet, der inzwischen allerdings ziemlich heruntergekommen war – und Schecks von einer verwirrenden Vielzahl von Behörden erhielten: Sozialamt, Staat, Nothilfe, Armenfürsorge. Diese amerikanische Gesellschaft war so reich, dass sie die acht bis zehn Millionen Mitglieder von Betty Jos Klasse in einer Art schäbigem Gin-und-Gebrauchtmöbel-Luxus in den Städten durchfütterte, während sich der Großteil der Bevölkerung an den Swimmingpools der Vorstädte aalte, den wechselnden Moden in Kleidung, Kindererziehung, Cocktails und Frauen anpasste und endlos mit Religion, Psychoanalyse und »kreativer Freizeitgestaltung« experimentierte. Mit Ausnahme von Farnsworth, der zu einer noch anderen, selteneren Klasse gehörte, den von Geburt aus Wohlhabenden, stammten alle Männer, denen Newton begegnet war, aus dieser Mittelschicht. Alle sahen ziemlich gleich aus und wirkten, wenn sie sich unbeobachtet glaubten, einem nicht gerade freundschaftlich die Hand entgegenstreckten oder das Gesicht unter der üblichen Maske von selbstgefälligem, jungenhaftem Charme verbargen, ein wenig verstört, ja verloren. Newton hatte den Eindruck, dass Betty Jo mit ihrem Gin, ihrer Langeweile, ihren Katzen und ihren gebrauchten Möbeln den besseren Teil des sozialen Arrangements erwischt hatte.

Einmal hatte sie eine Party gegeben, für ein paar »Freundinnen« aus anderen Einheiten des Gebäudes. Er war im Schlafzimmer geblieben, außer Sichtweite, hatte sie jedoch gut hören können, als sie alte Hymnen wie *Rock of Ages* oder *Faith of Our Fathers* sangen und sich an Gin und Gefühlsduselei berauschten. Ihm war es vorgekommen, als hätten sie in dieser emotionalen Ausschweifung mehr Befriedigung gefunden als die Mittelschicht bei ihren römischen Grillpartys, ihren betrunkenen Mitternachtssprüngen in den Swimmingpool und ihrem schnellen Sex. Doch selbst Betty Jo war bei diesen kindischen alten Hymnen nicht ganz ehrlich, denn als die anderen Frauen betrunken in ihre jeweiligen Dreizimmer-Zellen zurückgekehrt waren, hatte sie sich neben ihn aufs Bett gelegt und über den Unsinn der baptistischen, Hymnen singenden Wiedererweckungsreligion gekichert, in der ihre aus Kentucky stammende Familie sie aufgezogen hatte, und wie sie »über all das hinausgewachsen war, obwohl es manchmal ganz schön ist, solche Lieder zu singen«. Newton äußerte sich nicht dazu, aber er wunderte sich. Er hatte mehrere Male eine »Erweckungsstunde aus alten Zeiten« in den Aufzeichnungen des antheanischen Fernsehens gesehen, und auch eine »moderne« Kirchenstunde, die »schöpferischen Gebrauch von Gott« machte. Die Musik bestand ausschließlich aus Strauss-Walzern und Ausschnitten aus der Dichter-und-Bauer-Ouvertüre, gespielt auf einer elektronischen Orgel. Er war nicht sicher, dass diese Leute bei der Entwicklung ihrer seltsamen Manifestationen besonders klug vorgegangen waren, doch diese eigenartige Zusammenstellung von Voraussetzungen und Versprechungen namens Religion war eine Sache, die auf Anthea völlig unbekannt war, obwohl die Antheaner selbst vermutlich mit ihren früheren Besuchen auf diesem Planeten den Keim dafür gelegt hatten. Jedenfalls verstand er es nicht wirklich. Sicher, auch Antheaner glaubten, dass es Götter im Universum gab, oder zumindest Wesen, die man als Götter bezeichnen konnte, aber sie spielten keine große Rolle für sie, wie im Grunde auch für die meisten Menschen nicht. Trotzdem hatte der alte menschliche Glaube an Sünde und Wiedergutmachung einen bestimmten Sinn für ihn, und wie die meisten Antheaner war er vertraut mit dem Gefühl von Schuld und dem Bedürfnis nach Sühne. Doch heutzutage sah es aus, als errichteten die Menschen irgendwelche wackligen Konstruktionen aus Halbglauben und Gefühl, um ihre Religionen zu ersetzen, und er wusste nicht, was er davon halten sollte. Er begriff nicht, warum Betty Jo die angebliche Kraft, die sie in wöchentlichen Dosen von ihrer synthetischen Kirche bezog, so wichtig war – eine Form von Kraft, die ihm unsicherer und problematischer erschien als diejenige, die sie aus ihrem Gin gewann.

Nach einer Weile bat er sie um den Wein, den sie ihm ebenso bereitwillig holte wie das kleine kristallene Weinglas, das sie extra für ihn gekauft hatte, und ihm jetzt routiniert füllte. Er trank es ziemlich schnell aus. Während seiner Genesung hatte er Alkohol außerordentlich schätzen gelernt.

»Tja«, sagte er. »Ich glaube, nächste Woche kann ich hier ausziehen.«

Sie zögerte einen Moment und schenkte ihm dann nach. »Wozu, Tommy?«, sagte sie dann. Gelegentlich nannte sie ihn Tommy, wenn sie sich betrank. »Kein Grund zur Eile.«

8

Gott, war er merkwürdig! Groß, schmal, blauäugig wie ein Vogel, aber gelenkig wie eine Katze, selbst mit gebrochenem Bein. Er nahm ständig irgendwelche Pillen und rasierte sich nie. Er schien auch nicht zu schlafen; manchmal stand sie nachts auf, nachdem sie mit trockener Kehle und Kopfschmerzen aufgewacht war, eine Folge des Alkohols, und er saß im Wohnzimmer, mit hochgelegtem Bein, las oder lauschte dem kleinen goldenen Abspielgerät, das der dicke Mann aus New York mitgebracht hatte. Manchmal saß er auch einfach nur da, die Lippen zusammengepresst, das Kinn auf die Hände gestützt, und starrte auf die Wand, mit den Gedanken weiß Gott wo. Sie versuchte dann, sich ganz leise zu bewegen, um ihn nicht zu stören, aber er hörte sie immer, egal wie behutsam sie war, und sie sah sofort, dass sie ihn erschreckt hatte. Doch jedes Mal lächelte er und wechselte ein paar Worte mit ihr. Einmal, in der zweiten Woche, wirkte er schrecklich verloren und einsam, wie er so da saß und an die Wand starrte, als gäbe es dort etwas, womit er sprechen konnte. Mit seinem kaputten Bein sah er aus wie ein aus dem Nest gefallenes Vögelchen. Am liebsten hätte sie mit beiden Händen seinen Kopf umfasst und ihn gestreichelt wie eine Mutter. Aber das hatte sie nicht getan; sie wusste ja, wie ungern er sich anfassen ließ.

Und er war so ein Federgewicht – sie hätte ihn verletzen können. Sie würde nie vergessen, wie leicht er gewesen war, als sie ihn beim ersten Mal aus dem Aufzug trug, mit all dem Blut auf seinem Hemd und dem abgeknickten Bein, das aussah wie ein verdrehtes Stück Draht.

Sie kämmte sich zu Ende und schminkte sich die Lippen. Zum ersten Mal benutzte sie den silbernen Lippenstift und Lidschatten, den junge Mädchen trugen, und als sie fertig war, betrachtete sie sich zufrieden im Spiegel. Für vierzig sah sie nicht schlecht aus, sie musste nur die winzigen bläulichen Schatten unter den Augen abdecken, die von zu viel Gin mit Zucker rührten. Heute Abend benutzte sie ein Make-up, das sie extra dafür gekauft hatte.

Nachdem sie sich eine Weile im Spiegel betrachtet hatte, zog sie sich an: durchsichtig goldener Slip und BH, die sie am Nachmittag gekauft hatte, dann eine knallrote Hose und eine passende Bluse. Protzige Ohrringe und am Schluss ein Hauch von Silberflocken aufs Haar. Jetzt sah sie aus wie eine Fremde und fühlte sich zuerst etwas unsicher, als sie so vor dem Spiegel saß. Was war bloß in sie gefahren, sich dermaßen aufzutakeln? Aber in einem fernen Winkel ihres Bewusstseins, in dem vagen, nur selten aufgesuchten Archiv, wo die Ginflaschen gnadenlos gezählt wurden und unerfreuliche Erinnerungen an ihren glücklicherweise verstorbenen Ehemann lagerten, wusste sie ganz genau, warum sie es tat. Sie brachte es nur nicht an die Oberfläche, um es sich genauer anzusehen. Diese Technik beherrschte sie meisterhaft. Schon nach kurzer Zeit hatte sie sich an ihre neue, elektrisierende Puffmutter-Erscheinung gewöhnt. Sie griff nach dem Glas auf dem Frisiertisch, strich mit der anderen

Hand über die hautenge rote Hose, stieß die Tür auf und betrat das Zimmer, in dem Tommy saß.

Er war am Telefon; sie erkannte das Gesicht des Anwalts, Farnsworth, auf dem kleinen Bildschirm. Gewöhnlich telefonierten sie drei oder vier Mal pro Tag. Einmal war Farnsworth mit einem Stab von ernsten jungen Männern aufgetaucht, und sie hatten den ganzen Tag in ihrem Wohnzimmer gesessen, diskutiert, gestritten und sie ignoriert, als wäre sie ein Möbelstück. Nur Tommy war immer nett und höflich geblieben und hatte sich freundlich bei ihr bedankt, als sie den Männern Kaffee brachte und Gin anbot.

Sie setzte sich auf die Couch, während er mit Farnsworth telefonierte, griff nach einem alten Comic, blätterte träge durch die Seiten, in denen es um Sex ging, und trank ihren Gin. Doch das war langweilig, und Tommy redete immer noch über irgendein Forschungsprojekt, das sie im südlichen Teil des Bundesstaats aufbauten und über den Verkauf dieser oder jener Anteile. Sie legte den Comic wieder weg, trank das Glas aus und griff nach einem der Bücher, die auf dem anderen Ende des Tischs lagen. Er ließ sich Hunderte von Büchern schicken, die sich inzwischen überall in der Wohnung stapelten. Es war ein Gedichtband; sie legte ihn hastig zurück und griff nach einem anderen Buch. Es hieß *Thermonukleare Motoren* und war voller Grafiken und Zahlen. Allmählich kam sie sich erneut albern vor in ihrer Verkleidung. Schließlich stand sie auf, mixte entschlossen zwei Drinks, stellte einen auf den Fernseher und brachte den anderen mit zur Couch. Egal, wie absurd es war, automatisch nahm sie eine verführerische Filmstar Pose ein und streckte träge die schweren Beine aus. Sie beobachtete ihn über den Rand ihres Glases hinweg, sah den Schimmer des Lampenlichts auf seinem weißen Haar und der zarten, fast durchsichtigen Haut und betrachtete seine schmale Hand, die entspannt auf dem Tisch lag. In diesem Moment wurde ihr klar, was sie vorhatte, und sie spürte im sanften Licht, während der Gin ihr Inneres erwärmte, einen Hauch von Erregung bei der Vorstellung, dass dieser seltsame, zarte Körper sich an den ihren schmiegte. Sie betrachtete ihn und malte sich die Szene im Geiste aus. Es war ihr bewusst, dass diese eigenartige Erregung mit seiner Fremdheit zu tun hatte – diesem sonderbaren, unmännlichen, asexuellen Wesen. Vielleicht war sie so wie die Frauen, die es gern mit Krüppeln und Freaks trieben. Nun ja, er war beides, und ihr war es jetzt egal, sie schämte sich weder ihrer engen Hose noch des Gins im Magen. Wenn sie ihn erregen konnte – wenn er sich erregen ließ –, würde sie stolz auf sich sein. Und wenn nicht, war er trotzdem ein liebenswerter Mensch und wäre ganz sicher nicht verletzt. Dann spürte sie, wie ihm in einer raschen Woge von Wärme ihr Herz entgegenflog. Als sie ihr Glas austrank, empfand sie zum ersten Mal seit Jahren so etwas wie Liebe, gepaart mit Verlangen, in das sie sich den ganzen Tag hineingesteigert hatte – seit heute Morgen, als sie in ihrem geblümten alten Kleid losgezogen war, um Slips und Ohrringe, Make-up und die Hose zu kaufen, ohne sich einzugestehen, wohin der vage Plan, der sich in ihr Bewusstsein gestohlen hatte, führen sollte.

Sie holte sich noch einen Drink und ermahnte sich gleichzeitig zu Zurückhaltung. Aber die Warterei machte sie zappelig. Er sprach über jemanden namens Bryce, und Farnsworth erzählte gerade, dass Bryce versuchte, sich mit ihm zu treffen, weil er für sie arbeiten wollte, zuerst aber Tommy sehen wollte, und Tommy erklärte, das sei unmöglich, und Farnsworth wandte ein, dass sie Männer mit Bryces Ausbildung sehr gut gebrauchen könnten. Allmählich wurde sie ungeduldig. Wen interessierte dieser Bryce schon? Doch dann beendete Tommy abrupt das Gespräch und legte auf. Nachdem er eine Minute einfach nur still dagesessen hatte, sah er zu ihr hinüber und lächelte nachdenklich. »Mein neues Haus ist fertig, unten im Süden. Würden Sie mitkommen? Als meine Haushälterin?«

Nun, das war ein Schock. Sie blinzelte. »Haushälterin?«

»Ja. Das Haus ist ab Samstag bezugsfertig, aber man muss es einrichten und sich um allerlei kümmern. Ich werde Hilfe brauchen. Und außerdem, das wissen Sie ja«, damit stand er auf und humpelte, auf den Stock gestützt, zu ihr hinüber, »mag ich keine Fremden. Sie könnten an meiner Stelle mit ihnen reden.« Er blieb vor ihr stehen.

Sie blinzelte zu ihm auf. »Ich hab Ihnen einen Drink gemixt. Auf dem Fernseher.« Sein Angebot war kaum zu glauben. Sie hatte von dem Haus gewusst, seit die Leute des Immobilienmaklers in der zweiten Woche vorbeigekommen waren – ein riesiges, altes Herrenhaus, das er gekauft hatte, umgeben von neunhundert Morgen Land, im gebirgigen Südosten des Landes.

Er nahm das Glas, schnüffelte kurz daran und sagte dann: »Gin?«

»Ich dachte, Sie sollten ihn mal versuchen«, antwortete sie. »Er ist ziemlich gut. Süß.«

»Nein«, sagte er. »Nein. Aber ich trinke gern ein Glas Wein mit.«

»Klar, Tommy.« Sie stand auf, ein bisschen schwankend, und ging in die Küche, um eine Flasche Sauternes und sein Kristallglas zu holen. »Sie brauchen mich doch gar nicht«, rief sie.

Seine Stimme war sehr ernst. »Und ob ich Sie brauche, Betty Jo.«

Sie kam zurück und blieb ganz dicht neben ihm stehen, als sie ihm das Glas reichte. Was für ein netter Mann. Sie schämte sich beinahe, ihn verführen zu wollen, als wäre er eigentlich ein Kind. Aber gleichzeitig war sie in ihrem betrunkenen Zustand auch belustigt. Er hatte wahrscheinlich keine Ahnung, worum es ging. Vielleicht hatte er in einen silbernen Nachttopf gepinkelt, als er klein war, und war weggelaufen, wenn ein Mädchen versuchte, ihn anzufassen. Vielleicht war er ja auch schwul – einer, der den ganzen Tag herumsaß und las und so aussah wie er … Andererseits sprach er nicht wie ein Schwuler. Sie hörte ihn gern sprechen. Jetzt sah er müde aus. Aber eigentlich sah er immer so aus.

Mühsam ließ er sich im Sessel nieder und legte den Stock neben sich auf den Boden. Sie setzte sich auf die Couch und legte sich dann wieder auf die Seite, um ihn anzusehen. Sein Blick ruhte auf ihr, doch schien er sie kaum wahrzunehmen. Wenn er so vor sich hin starrte, fand sie ihn immer unheimlich. »Ich hab neue Klamotten an«, sagte sie.

»Stimmt«, sagte er.

»Ja, wirklich.« Sie lachte unbehaglich. »Die Hose hat fünfundsechzig gekostet, und die Bluse fünfzig. Außerdem hab ich goldene Unterwäsche und Ohrringe gekauft.« Sie hob ein Bein in die Luft, um ihm die knallrote Hose zu zeigen, und kratzte sich durch den Stoff am Knie. »Mit dem Geld, das Sie mir gegeben haben, könnte ich mich ausstaffieren wie ein Filmstar. Ich könnte mir das Gesicht machen lassen, wissen Sie, und abnehmen und alles.« Einen Augenblick betastete sie ihre Ohrringe, zupfte nachdenklich daran und fuhr mit dem Daumennagel über das weiche, metallische Gold, genoss den winzigen Anflug von Schmerz am Ohrläppchen. »Aber ich weiß nicht. Ich hab mich lange gehen lassen. Seit ich und Barney von der Fürsorge und Medicare leben mussten, bin ich so schlampig geworden, und tja, irgendwann kommt man an den Punkt, wo es einem nichts mehr ausmacht.«

Er sagte eine Zeit lang nichts, und so saßen sie schweigend da. Sie trank ihren Gin. »Ziehen Sie mit mir in das neue Haus?«

Sie streckte sich, gähnte und wurde allmählich müde. »Sind Sie auch wirklich sicher, dass Sie mich brauchen?«

Einen Moment musterte er sie mit zusammengekniffenen Augen, und sein Gesicht kam ihr anders vor als je zuvor, beinahe flehentlich. »Ja, ich brauche Sie«, sagte er. »Ich kenne nur ganz wenige Menschen …«

»Schon klar«, sagte sie. »Ich komme mit.« Sie machte eine müde Handbewegung. »Ich wär schön blöd, wenn ich es nicht täte, denn wahrscheinlich zahlen Sie mir doppelt so viel, wie ich wert bin.«

»Gut.« Sein Gesicht entspannte sich ein wenig; er lehnte sich zurück und griff nach einem Buch. Bevor er anfangen konnte zu lesen, fielen ihr ihre Pläne wieder ein, die inzwischen abgekühlt waren, doch nach einem Moment zögernden Zweifelns unternahm sie einen letzten Versuch. Aber sie war schläfrig und nicht mit vollem Herzen dabei. »Sind Sie eigentlich verheiratet, Tommy?« Das war ja wohl deutlich genug.

Falls er auch nur die kleinste Ahnung davon hatte, worauf sie hinauswollte, so ließ er sich nichts anmerken. »Ja, ich bin verheiratet«, sagte er, legte das Buch höflich auf den Schoß und sah zu ihr hinüber.

Verlegen stammelte sie: »Ich wollt es bloß wissen.« Und dann: »Wie sieht sie aus? Ihre Frau?«

»Oh, genauso wie ich, würde ich sagen. Groß und schlank.«

Irgendwie verwandelte sich ihre Verlegenheit in Gereiztheit. Sie trank aus und sagte fast trotzig: »Ich war auch mal schlank.« Dann war sie es leid, stand auf und ging Richtung Schlafzimmer. Das Ganze war sowieso eine Schnapsidee gewesen. Und vielleicht war er ja doch schwul – verheiratet zu sein bewies in dieser Hinsicht gar nichts. Auf alle Fälle war er eigenartig. Ein netter, reicher Mann, aber genauso verrückt wie grüne Milch. Noch immer gereizt sagte sie: »Gute Nacht«, ging in ihr Zimmer und streifte die teuren Kleider ab. Dann saß sie einen Moment im Nachthemd auf der Bettkante und dachte nach. Sie fühlte sich erheblich besser ohne die engen Klamotten, und als sie sich schließlich hinlegte, mit leerem Kopf, schlief sie rasch ein und hatte angenehme Träume.

9

Sie flogen über die Berge. Das kleine Flugzeug war so stabil und der Pilot so erfahren, dass man keine Turbulenzen wahrnahm und so gut wie gar nicht merkte, dass man sich bewegte. Sie flogen über Harlan, Kentucky, eine eintönige Stadt, die sich lose in den Ausläufern des Gebirges verteilte, dann über weite, unbestellte Felder und in ein Tal hinein. Bryce sah mit einem Glas Whiskey in der Hand das ferne Glitzern eines Sees, dessen stille Oberfläche wie eine frisch geprägte Münze glänzte. Schließlich verloren sie den See aus dem Blick und setzten auf einer breiten, neuen Rollbahn auf, die sich zwischen Horstgras und Klumpen von rotem Lehm über die flache Talsohle zog, als hätte ein geometrisch interessierter Gott mit grauer Kreide hier ein absurdes euklidisches Diagramm gezeichnet.

Bryce kletterte aus dem Flugzeug in den dröhnenden Lärm der Bagger und Bulldozer, sog das Durcheinander von Männern mit Khaki-Hemden und von der Sommerhitze geröteten Gesichtern auf, die sich mit heiseren Stimmen verständigten und dabei waren, ein paar nicht identifizierbare Gebäude zu errichten. Er erkannte Schuppen für die Maschinen, etwas, das wie eine riesige Plattform aus Beton aussah und eine Reihe von Barracken. Nachdem er das stille, kühle Innere des mit einer Klimaanlage ausgestatteten, eleganten Privatfliegers verlassen hatte, mit dem Thomas Jerome Newton ihn aus Louisville hatte kommen lassen, war er verwirrt, schwindlig von Hitze und Lärm, all der fieberhaften, unerklärlichen Aktivität.

Ein kräftiger junger Mann, der aussah, als stammte er aus einer Zigarettenreklame, kam auf ihn zu. Er trug einen Tropenhelm, und unterhalb der aufgekrempelten Hemdsärmel war seine braungebrannte, jugendliche Muskulatur gut sichtbar. Er erinnerte Bryce an den Helden in einem jener halb vergessenen Bücher, die ihn – Bryce – in seiner Jugend dazu inspiriert hatten, Ingenieur zu werden, Chemieingenieur, ein Vertreter der Wissenschaft, ein Mann der Tat. Er lächelte den jungen Mann nicht an, dachte an seinen Bauch, sein ergrauendes Haar, den Whiskeygeschmack in seinem Mund, und nickte ihm nur kurz zu.

Der Mann streckte ihm die Hand entgegen. »Professor Bryce?«

Er ergriff sie in Erwartung eines freundschaftlich festen Händedrucks und stellte zu seiner Befriedigung fest, dass er eher weich war. »Professor nicht mehr«, sagte er. »Aber Bryce ist richtig.«

»Gut, sehr gut. Ich bin Hopkins. Der Vorarbeiter.« Die Freundlichkeit des Mannes wirkte geradezu unterwürfig, als bettelte er um Anerkennung. »Was halten Sie davon, Dr. Bryce?« Er deutete auf die Reihen von Gebäuden, die sich im Bau befanden. Gleich hinter ihnen erhob sich ein großer Turm, offensichtlich so etwas wie ein Sendemast.

Bryce räusperte sich. »Ich weiß nicht.« Er wollte schon fragen, was hier eigentlich vor sich ging, empfand seine Unkenntnis aber als peinlich. Warum hatte der dicke Clown,

Farnsworth, ihm nicht gesagt, wozu er hier eingestellt werden sollte? »Erwartet Mr. Newton mich?«, fragte er laut, ohne den Mann anzusehen.

»Ja, natürlich.« Plötzlich erwachte der junge Mann aus seiner Zerstreutheit und führte ihn eilig auf die andere Seite des Flugzeugs. Eine kleine Einschienenbahn, die bislang verborgen gewesen war, wartete auf einer matt schimmernden Schiene, die sich wie eine feine, silberne Bleistiftlinie auf einer Seite des Tals in die Hügel schlängelte. Hopkins schob die Tür auf, sodass die glänzenden Lederpolster und ein angenehm dunkles Inneres zum Vorschein kamen. »Damit sind Sie in fünf Minuten am Haus.«

»Am Haus? Wie weit ist es?«

»Etwa vier Meilen. Ich rufe dort an, damit Brinnarde Sie abholen kann. Brinnarde ist Mr. Newtons Sekretär; wahrscheinlich wird er das Gespräch mit Ihnen führen.«

Bryce zögerte kurz, ehe er einstieg. »Werde ich Mr. Newton selbst gar nicht sehen?« Die Vorstellung, nach diesen zwei Jahren dem Mann, der Worldcolor erfunden hatte, eine der größten Ölraffinerien von Texas leitete, 3-D-Fernseher, wiederverwendbare Fotonegative und den ATF-Prozess beim Dye-Transfer entwickelt hatte, möglicherweise gar nicht zu begegnen, beunruhigte ihn. Er war entweder der originellste und genialste Erfinder der Welt oder er kam von einem anderen Stern.

Der junge Mann runzelte die Stirn. »Das glaube ich nicht. Ich bin schon seit sechs Monaten hier und habe ihn noch nie gesehen, außer durch die Fensterscheibe dieser Bahn hier. Etwa einmal pro Woche kommt er damit her, wahrscheinlich, um sich ein Bild vom Fortschritt zu machen. Aber er ist noch nie ausgestiegen, und innendrin ist es so dunkel, dass man sein Gesicht nicht erkennen kann, nur seinen Schatten, wenn er sich umschaut.«

Bryce nahm auf dem gepolsterten Sitz Platz. »Verlässt er denn nie die Gegend?« Er deutete mit dem Kinn auf das Flugzeug, wo wie aus dem Nichts eine Gruppe von Mechanikern aufgetaucht war und angefangen hatte, das Triebwerk zu warten. »Um … irgendwohin zu fliegen?«

Hopkins grinste, ein bisschen dümmlich, wie Bryce fand. »Nur bei Nacht, und dann kann man ihn nicht sehen. Er ist ein hochgewachsener Mann, sehr dünn. Das hat mir der Pilot erzählt, aber mehr weiß ich auch nicht. Der Pilot redet nicht viel.«

»Verstehe.« Hopkins berührte den Türöffner, und die Tür glitt lautlos auf. »Viel Glück«, sagte er noch, und Bryce bedankte sich rasch, war aber nicht sicher, ob seine Stimme nicht von der Tür abgeschnitten worden war.

Wie schon das Flugzeug war auch der Wagen schalldicht und relativ kühl. Und wie das Flugzeug bewegte er sich mit fast unmerklicher Beschleunigung, nahm so gleichmäßig Fahrt auf, dass man es kaum mitbekam. Er verstellte die Transparenz der Scheiben, indem er an dem kleinen Silberknopf drehte, der offensichtlich diesem Zweck diente, und betrachtete die zerbrechlich wirkenden Bauhütten aus Aluminium und die Gruppen von Arbeitern – ein ungewöhnlicher und seinem Gefühl nach befriedigender Anblick, in dieser Zeit automatisierter Fabriken und sechsstündiger Arbeitstage. Die Männer wirkten engagiert, arbeiteten angestrengt und schwitzten in der Sonne von Kentucky. Dann kam ihm der Gedanke, dass sie wahrscheinlich sehr gut bezahlt wurden, um an diesen abgelegenen Ort zu kommen, weit ab von Golfplätzen, städtischen Spielhallen und anderen Vergnügungsstätten der arbeitenden Bevölkerung. Er sah einen jungen Mann – viele von ihnen wirkten sehr jung –, der auf einem großen Bagger saß und grinste, weil er derart gewaltige Mengen an Erde bewegen konnte. Für einen Augenblick beneidete Bryce ihn um seine Arbeit und seine jugendlich bedingungslose Zuversicht, seine Lässigkeit unter der heißen Sonne.

Kurz darauf hatte er die Baustelle verlassen und fuhr zwischen dicht bewaldeten Hügeln entlang, so schnell, dass die Bäume ringsum zu einer Mischung aus Sonnenlicht und grünem Laub, Licht und Schatten verschwammen. Er lehnte sich in die außerordentlich komfortablen Polster zurück und versuchte, die Fahrt zu genießen. Aber er war zu nervös, um sich zu entspannen, zu aufgedreht durch die Geschwindigkeit der Ereignisse und die Aufregung über eine seltsame neue Gegend – so herrlich weit weg von Iowa, Collegestudenten, bärtigen Intellektuellen und Männern wie Canutti. Er sah durch die Fenster, beobachtete das zunehmend schnelle Aufblitzen von Licht, Schatten, Licht, blassgrünen und dunkleren Schatten und dann plötzlich vor ihm auftauchend, als die Bahn über eine Anhöhe raste, das Schimmern des Sees, der sich in einer Senke ausbreitete wie eine Fläche aus wundervoll blaugrauem Metall, eine riesige, glatte Scheibe. Gleich dahinter erhob sich im Schatten eines Berges ein altes Herrenhaus mit weißen Säulen auf der Veranda und hohen, von Holzläden geschützten Fenstern. Still und massiv stand es zwischen dem Ufer des großen Sees und dem Fuß des Berges. Dann verschwanden Haus und See in der Ferne hinter einem anderen Hügel, während die Bahn jetzt abwärts glitt, und er merkte, dass die Fahrt sich verlangsamte. Einen Moment später tauchten Haus und See wieder auf, und die Bahn umrundete in einem weiten, sanften Bogen den Rand des Wassers. Neben dem Haus erwartete ihn ein Mann. Die Bahn kam sacht zum Stehen, Bryce holte tief Luft, berührte den Türöffner und sah zu, wie sich die holzgetäfelte Tür geräuschlos öffnete. Dann stieg er hinaus in den Schatten des Berges, den Duft der Pinien und das leise, kaum hörbare Plätschern des Wassers am Seeufer. Der Mann war groß und dunkel, mit blitzenden kleinen Augen und einem Schnurrbart. Er trat einen Schritt auf ihn zu und lächelte höflich. »Dr. Bryce?« Er hatte einen französischen Akzent.

Plötzlich beschwingt gab er zurück: »Monsieur Brinnarde?« und streckte dem Mann die Hand entgegen. *»Enchanté.«*

Der Mann schüttelte mit leicht gerunzelter Stirn seine Hand. *»Soyez le bienvenu, Monsieur le Docteur. Monsieur Newton vous attend. Alors …«*

Bryce stockte der Atem. »Mr. Newton wird mich empfangen?«

»Ja. Ich zeige Ihnen den Weg.«

Im Innern des Hauses wurde er von drei Katzen begrüßt, die vom Fußboden, wo sie gespielt hatten, zu ihm aufsahen. Es schienen gewöhnliche, streunende Katzen zu sein, aber sie waren gut gefüttert und straften ihn mit Verachtung. Er konnte Katzen nicht leiden. Der Franzose führte ihn schweigend durch die Eingangshalle und eine mit einem dicken Teppich ausgelegte Treppe hinauf. An den Wänden hingen Bilder – sonderbare, teuer wirkende Tableaus von Malern, die er nicht kannte. Die Treppe führte in einem weiten Bogen nach oben. Er bemerkte einen zusammengeklappten, elektrischen Lift, der am Geländer auf- und abwärts fahren konnte. War Newton ein Krüppel? Offenbar befand sich niemand im Haus, bis auf sie beide und die Katzen. Er warf einen Blick über die Schulter. Sie starrten ihn immer noch an, mit großen Augen, neugierig und rüpelhaft.

Am Ende der Treppe befand sich ein Gang, der offensichtlich zur Tür von Newtons Zimmer führte. Sie öffnete sich, und eine rundliche Frau mit traurigen Augen und Schürze kam auf sie zu. Sie blinzelte ihm zu. »Sie sind sicher Professor Bryce.« Ihre freundliche, heisere Stimme hatte einen schweren Hillbilly-Akzent.

Er nickte, woraufhin sie ihn bis an die Tür begleitete. Er trat allein hinein und bemerkte zu seiner Bestürzung, dass er ein bisschen außer Atem und wacklig auf den Beinen war.

Der Raum war riesig und kalt. Ein schwaches Licht fiel durch das große, leicht milchige Erkerfenster, das auf den See hinausging. Überall schienen Möbelstücke in einer befremdlichen Vielzahl von Farben zu stehen – schwere Sofas, ein Tisch, Schreibtische –, und während sich seine Augen an das schwache, gelbliche Licht gewöhnten, nahmen sie Blau-, Grau- und verblichene Orangetöne an. Zwei Bilder hingen an der gegenüberliegenden Wand, eins war die Radierung eines großen Vogels, eines Reihers oder Schreikranichs, das andere ein unruhiges abstraktes Gemälde, das von Klee hätte stammen können. Vielleicht war es ja wirklich ein Klee. Irgendwie passten sie nicht zusammen. In der Ecke stand ein großer Vogelkäfig mit einem rot und violett gefiederten Papagei, der offenbar schlief. Und jetzt kam ein hochgewachsener, schlanker Mann mit schwer erkennbaren Zügen und einem Stock in der Hand auf ihn zu. »Professor Bryce?« Die Stimme war klar, mit einem schwachen Akzent, angenehm.

»Ja. Sie sind … Mr. Newton?«

»Ja. Wollen wir nicht Platz nehmen, während wir uns unterhalten?«

Er setzte sich, und sie plauderten eine Weile miteinander. Newton war freundlich, lässig, eine Spur pedantisch in seinem Verhalten, aber weder imposant noch snobistisch. Er strahlte eine natürliche Würde aus und sprach interessant und klug über das Gemälde, das Bryce erwähnte – es war tatsächlich ein Klee. Einmal stand er beim Reden kurz auf, um auf ein Detail hinzuweisen, und Bryce hatte zum ersten Mal Gelegenheit, sein Gesicht zu betrachten. Es war schön, mit feinen, fast weiblichen Zügen und einem eigenartigen Ausdruck. Sofort kehrte mit voller Wucht der Gedanke zurück, jener absurde Gedanke, der ihm seit einem Jahr durch den Kopf spukte. Doch in diesem Moment, als er sah, wie der seltsame, große Mann mit seinem schmalen Finger auf ein unheimliches, unruhiges Bild deutete, schien er plötzlich kein bisschen absurd mehr. Und doch war er es, und erst als Newton sich lächelnd wieder umwandte und sagte: »Ich glaube, es ist Zeit für einen Drink, Professor Bryce«, verschwand die Illusion und Bryces Verstand setzte sich wieder durch. Es gab seltsamere Männer auf der Welt als ihn, und es hatte auch vor ihm brillante Erfinder gegeben.

»Gern«, sagte er. Und dann: »Ich weiß, dass Sie sehr viel zu tun haben.«

»Ganz und gar nicht.« Newton lächelte flüchtig und ging auf die Tür zu. »Jedenfalls nicht heute. Was darf ich Ihnen anbieten?«

»Scotch.« Er wollte schon sagen: »... falls Sie welchen da haben«, hielt sich aber gerade noch zurück. Natürlich würde Newton welchen haben. »Scotch mit Soda.«

Statt auf einen Knopf zu drücken oder einen Gong zu betätigen – ein Gong wäre seiner Ansicht nach in diesem Haus durchaus angemessen gewesen –, öffnete Newton nur die Tür und rief »Betty Jo«. Als sie antwortete, sagte er: »Bitte bring Professor Bryce den Scotch, mit Eis und Soda. Und ich möchte meinen Gin mit Bitters.« Dann schloss er die Tür und kehrte zu seinem Sessel zurück. »Ich habe erst vor Kurzem gelernt, Gin zu genießen«, sagte er. Bryce erschauerte innerlich bei der Vorstellung von Gin mit Bitters.

»Nun, Professor Bryce, was halten Sie von unserer Anlage? Ich nehme an, Sie haben das ... Durcheinander gesehen, als Sie den Flieger verließen?«

Ein wenig entspannter lehnte Bryce sich in seinem Sessel zurück. Newton machte einen äußerst liebenswürdigen Eindruck; offenbar interessierte er sich tatsächlich dafür, was er zu sagen hatte. »Ja. Es sah sehr interessant aus. Aber ehrlich gesagt ist mir noch nicht so recht klar, was genau Sie da bauen.«

Newton sah ihn einen Augenblick an, dann lachte er. »Hat Oliver es Ihnen denn nicht verraten, in New York?«

Bryce schüttelte den Kopf.

»Er kann sehr verschwiegen sein. Aber ich habe ganz sicher nicht gemeint, dass er so weit gehen müsste.« Er lächelte – und zum ersten Mal fand Bryce dieses Lächeln beunruhigend, obwohl er nicht genau hätte sagen können, warum. »Vielleicht haben Sie deswegen darauf bestanden, mit mir persönlich zu sprechen?«

Offensichtlich meinte er das nicht wirklich ernst. »Vielleicht«, antwortete Bryce. »Aber ich hatte auch andere Gründe.«

»Ja.« Newton wollte gerade etwas sagen, hielt jedoch inne, als sich die Tür öffnete und Betty Jo mit den Flaschen und Gläsern auf einem Tablett hereinkam. Bryce beobachtete sie aufmerksam. Sie war eine einigermaßen hübsche Frau mittleren Alters von der Art, wie man sie in Nachmittagsvorstellungen oder Bridge-Clubs erwartete. Ihr Gesicht war weder ausdruckslos noch dumm; die Augen und die vollen Lippen verrieten Wärme und einen gewissen Humor. Trotzdem schien sie irgendwie deplatziert in ihrer Rolle als einzige sichtbare Angestellte im Haus dieses Millionärs. Ohne ein Wort stellte sie das Tablett ab, und als sie auf dem Weg nach draußen an Bryce vorbeikam, war er erstaunt über den unverwechselbaren Geruch nach Alkohol und Parfüm, der von ihr ausging.

Die Flasche Scotch war frisch geöffnet. Amüsiert und leicht verwundert mixte er sich seinen Drink. War das die Art, wie Wissenschaftsmillionäre die Dinge regelten? Man bittet um einen Drink, und eine halb betrunkene Angestellte bringt eine ganze Flasche? Aber vielleicht war es gar nicht so schlecht. Beide Männer schenkten sich schweigend ein, und nach dem ersten Schluck sagte Newton unvermittelt: »Es ist ein Raumschiff.«

Bryce blinzelte, als verstünde er nicht. »Wie meinen Sie das?«

»Das Ding, das wir da bauen, wird ein Raumschiff.«

»Ach ja?« Er war erstaunt, allerdings nicht sehr. Unbemannte Raumschiffe von dieser oder jener Art waren nichts Besonderes … selbst Kuba hatte vor Kurzem eins ins All geschossen.

»Dann soll ich Sie zu den Metallen für den Rumpf beraten?«

»Nein.« Newton nippte an seinem Drink und sah dabei aus dem Fenster, als wäre er in Gedanken woanders. »Der Rumpf ist bereits vollständig ausgearbeitet. Mir wäre lieber, dass Sie sich um das Treibstoffsystem kümmern – dass Sie Materialien finden, die einige der notwendigen Chemikalien aufnehmen können, Treibstoff, Abwässer und so weiter.« Lächelnd wandte er sich wieder Bryce zu, und der erkannte, dass das Lächeln deshalb so vage beunruhigend wirkte, weil es eine Spur von unbegreiflicher Erschöpfung zu enthalten schien. »Mit solchen Materialien kenne ich mich leider nicht aus, sie müssen beständig gegen Hitze, Säure und ähnliche Belastungen sein. Oliver sagt, Sie seien einer der führenden Experten für diese Art von Aufgabe.«

»Vielleicht hat Farnsworth da etwas übertrieben, aber ich kenne mich tatsächlich ein wenig damit aus.«

Damit schien das Thema erledigt zu sein, und sie saßen eine Weile stumm nebeneinander. In dem Augenblick, als Newton das Raumschiff erwähnt hatte, war der alte Verdacht natürlich frisch aufgeflammt. Doch gleichzeitig war auch dessen offensichtliche Widerlegung gekommen: Sollte Newton, so verrückt das auch klingen mochte, tatsächlich von einem anderen Planeten stammen, würden seine Leute und er doch kein Raumschiff bauen. Immerhin wäre es das Einzige, was sie mit Sicherheit schon hätten. Er lächelte über sich selbst, über das billige Science-Fiction-Niveau seines inneren Skeptikers. Wenn Newton vom Mars oder der Venus stammte, müsste er, so viel konnte man wohl erwarten, Hitzestrahlung importieren, um New York zu grillen, Chicago in Schutt und Asche zu legen oder junge Mädchen für außerirdische Zwecke in unterirdische Höhlen zu entführen. Betty Jo? Whiskey und Müdigkeit regten seine Fantasie an, sodass er jetzt beinahe laut losgelacht hätte bei der Vorstellung, wie Betty Jo auf einem Filmplakat von Newton mit Plastikhelm und einer Strahlenkanone bedroht wurde, einer klobigen, silbernen Waffe, die schwere Konvektorstrahlung und grelle kleine Zickzackblitze ausstieß. Newton sah immer noch abwesend aus dem Fenster. Er hatte das erste Glas bereits geleert und sich nachgeschenkt. Ein betrunkener Marsbewohner? Ein Außerirdischer, der Gin mit Bitters trank?

Newton hatte sich bereits zuvor unvermittelt, wenn auch nicht unhöflich geäußert. Jetzt wandte er sich zu Bryce um und fragte aus heiterem Himmel: »Warum wollten Sie mich eigentlich sehen, Mr. Bryce?« Seine Stimme war keineswegs fordernd, nur neugierig.

Die Frage traf ihn unvorbereitet. Er zögerte und schenkte sich einen weiteren Drink ein, um die Pause zu überspielen. Dann sagte er: »Ihre Arbeit hat mich beeindruckt. Die Fotofilme, die Farben. Röntgenstrahlen – und Ihre elektronischen Innovationen. Es sind die … originellsten Ideen, die ich seit Jahren gesehen habe.«

»Vielen Dank.« Newtons Interesse war offensichtlich geweckt. »Ich dachte immer, dass nur sehr wenige Menschen wissen, dass ich … dafür verantwortlich war.«

Irgendetwas an der müden, teilnahmslosen Art, in der Newton sich äußerte, löste Beschämung in Bryce aus, Beschämung angesichts der Neugier, die ihn dazu getrieben hatte, die W.E. Corporation zu Farnsworth zurückzuverfolgen und dann Farnsworth so lange unter Druck zu setzen, bis er dieses Gespräch arrangiert hatte. Er fühlte sich wie ein Kind, das vergeblich versucht, die Aufmerksamkeit eines nachsichtigen Vaters zu erlangen, ihn dabei aber nur stört und ermüdet. Eine Sekunde fürchtete er, rot geworden zu sein, und war dankbar für das gedämpfte Licht im Raum, falls es so weit kommen sollte.

»Ich … ich habe herausragende Köpfe schon immer bewundert.« Jetzt hatte er sich irgendwie in seiner Verlegenheit verstrickt; er wusste, dass er sich anhörte wie ein Schuljunge, und verfluchte sich dafür. Doch Newtons bescheidene und höfliche Reaktion riss ihn aus seinem Dilemma, denn ihm wurde klar, dass sein Gegenüber höchstwahrscheinlich betrunken war. Er hörte die distanzierten, gleichgültigen, leicht genuschelten Worte, sah den verschwimmenden Blick in den großen Augen und begriff, dass Newton kaum erkennbar auf eine stille, zurückhaltende Art entweder sehr betrunken oder sehr krank war. Und plötzlich stieg eine rasche Welle von Zuneigung für diesen großen, dünnen Mann in ihm auf. War er etwa selbst betrunken? War Newton ebenfalls ein Meister stillen Trinkens am Morgen und suchte nach – nach irgendetwas, das für einen vernünftigen Menschen in einer verrückten Welt Grund sein könnte, morgens *nicht* zu trinken? Oder war es nur einer der berüchtigten Spleens eines Genies, eine Art wilder, einsamer Abstraktion, das Ozon elektrisierender Intelligenz?

»Hat Oliver Ihnen ein Gehalt vorgeschlagen? Und sind Sie damit einverstanden?«

»Das ist alles bestens geregelt.« Als ihm klar wurde, dass Newton damit das Gespräch beendet hatte, stand er auf. »Ich habe nichts einzuwenden.« Und fügte dann, bevor er sich endgültig verabschiedete, hinzu: »Darf ich Ihnen eine Frage stellen, bevor ich gehe, Mr. Newton?«

Newton schien ihn kaum gehört zu haben; er sah immer noch aus dem Fenster, hielt das Glas behutsam in den schmalen Fingern, das Gesicht glatt, faltenlos und doch scheinbar sehr alt. »Gewiss, Professor Bryce«, antwortete er. Seine Stimme war sehr leise, fast ein Flüstern.

Bryce fühlte sich erneut verlegen, tollpatschig. Der Mann war so unglaublich sanft. Er räusperte sich und registrierte, dass der Papagei am anderen Ende des Zimmers aufgewacht war und ihn neugierig beäugte, so wie zuvor die Katzen. Ihm war schwindlig, überdies war er offenbar jetzt tatsächlich rot geworden und stammelte: »Es ist nicht so wichtig … Ich werde … ich frage Sie ein andermal.«

Newton betrachtete ihn, als hätte er ihn gar nicht gehört, sondern wartete noch auf die Antwort. »Gewiss. Ein andermal«, sagte er.

Bryce entschuldigte sich, verließ das Zimmer und trat blinzelnd in das helle Tageslicht. Als er die Treppe hinabkam, waren die Katzen verschwunden.

10

Während der folgenden Monate hatte Bryce mehr zu tun als je zuvor in seinem Leben. Seit Brinnarde ihn aus dem großen Haus geführt hatte, um ihn zu den Forschungslaboren am anderen Ende des Sees zu schicken, hatte er sich mit einem Eifer und einer Bereitschaft, die ihm eigentlich völlig fremd waren, in eine Vielfalt von Aufgaben gestürzt, die Newton für ihn vorgesehen hatte. Es galt, Legierungen auszuwählen und zu entwickeln, endlose Tests durchzuführen, unerreichbar ideale Forderungen nach Widerstandsfähigkeit gegen Hitze und Säure in Kunststoffen, Metallen, Harzen und Keramik zu erfüllen. Das war eine Arbeit, für die er aufgrund seiner Ausbildung wie geschaffen war und an die er sich sehr schnell anpasste. Er hatte einen Stab von vierzehn Mitarbeitern, ein Labor in einer riesigen Aluminiumhalle, ein praktisch unbegrenztes Budget, ein kleines Haus mit vier Zimmern für sich und die Möglichkeit, jederzeit auf Newtons Kosten nach Louisville, Chicago oder New York zu fliegen, wovon er jedoch nie Gebrauch machte. Natürlich gab es Probleme und Chaos, insbesondere bei der raschen Bereitstellung der notwendigen Ausrüstung und Materialien, oder gelegentliche kleine Reibereien unter seinen Assistenten, doch waren sie nie groß genug, um die eigentliche Arbeit entscheidend zu behindern. Er war nicht unbedingt glücklich, aber viel zu beschäftigt, um unglücklich zu sein. Er vertiefte sich in seine Aufgabe und war auf eine Art engagiert, die er als Lehrer nicht gekannt hatte. Zugleich war er sich bewusst, dass vieles in seinem Leben von der Arbeit abhing. Er wusste, dass er nie wieder unterrichten würde, so wie er Jahre zuvor aufgehört hatte, für die Regierung zu arbeiten, weil es für ihn von entscheidender Bedeutung war, an seine jeweilige Arbeit zu glauben. Er war zu alt, um erneut zu scheitern oder wieder in Verzweiflung zu versinken; davon würde er sich nicht mehr erholen können. Eine Serie von Ereignissen, die mit dem Fund einer Rolle Knallplättchen begonnen hatte und auf einer absurden Science-Fiction-Spekulation basierte, hatte ihm einen Job beschert, von dem andere nur träumen konnten. Häufig ertappte er sich dabei, bis spät in die Nacht zu arbeiten, völlig absorbiert von seiner Aufgabe. Jetzt kam es nicht mehr vor, dass er schon vormittags trank. Er musste Abgabetermine einhalten, bestimmte Entwürfe zu bestimmten Terminen einsatzbereit haben. Doch das machte ihm keine Sorgen, er war dem Zeitplan immer weit voraus. Gelegentlich bekümmerte ihn die Tatsache, dass er sich mit angewandter statt Grundlagenforschung beschäftigte, doch inzwischen war er ein bisschen zu alt und ein bisschen zu illusionslos, um sich Gedanken über Ehre oder Integrität zu machen. Die vielleicht einzig entscheidende, moralische Frage war, ob er an einer neuen Waffe arbeitete oder nicht, an einer neuen Methode, Menschen zu verkrüppeln oder Städte zu vernichten. Und die Antwort darauf war negativ. Sie bauten hier ein Vehikel, das Instrumente durch das Sonnensystem transportieren sollte, und das allein war, wenn auch nicht weiter interessant, so doch zumindest harmlos.

Zu seinen Routineaufgaben gehörte die Überprüfung seiner Fortschritte anhand einer Mappe mit Newtons Vorgaben, die Brinnarde ihm ausgehändigt hatte. Diese Unterlagen, die er insgeheim als »Meisterklempnerinventar« bezeichnete, bestanden hauptsächlich aus Spezifizierungen für Hunderte von kleineren Einzelteilen für die Kühlung, Treibstoffüberwachung und diverse Leitungssysteme, Vorgaben, die wiederum bestimmte Werte für Wärmeleitfähigkeit, elektrischen Widerstand, Chemikalienbeständigkeit, Masse, Zündungstemperatur und Ähnliches erforderten. Es war Bryces Aufgabe, das bestmöglich geeignete Material dafür aufzutun, und falls das nicht möglich war, herauszufinden, welches das zweitbeste war. In vielen Fällen war es relativ einfach, sodass er sich gelegentlich über Newtons Naivität in puncto Materialien wunderte; in anderen aber ließen sich die Forderungen mit keinem bekannten Material erfüllen. Dann blieb ihm nichts anderes übrig, als die Sache mit den Projektingenieuren zu besprechen und einen möglichst guten Kompromiss auszutüfteln. Anschließend lieferte er diesen Kompromiss bei Brinnarde ab, das letzte Wort aber hatte Newton. Die Ingenieure erzählten ihm, dass sie sich mit solchen Problemen schon seit Beginn des Projekts vor sechs Monaten hatten herumschlagen müssen. Newton war als Erfinder ein Genie, der Gesamtentwurf war der durchdachteste, den sie je gesehen hatten, und umfasste unzählige erstaunliche Innovationen, aber man hatte zahlreiche Kompromisse machen müssen, und die Konstruktion des Raumschiffs selbst sollte frühestens in einem

Jahr beginnen. Das gesamte Projekt war auf einen Zeitraum von sechs Jahren angelegt – bis 1990 –, und es gab so gut wie niemanden, der diesen Termin als in Stein gemeißelt betrachtete. Doch solche Spekulationen störten Bryce nicht weiter. Trotz der zwiespältigen Natur seines Gesprächs mit Newton hatte er volles Vertrauen in die wissenschaftlichen Fähigkeiten dieses sonderbaren Mannes.

Dann machte er an einem kühlen Abend, etwa drei Monate nach seiner Ankunft in Kentucky, eine Entdeckung. Es war kurz vor Mitternacht; er saß allein in seinem Privatbüro ganz am Ende des Laborgebäudes und kontrollierte müde einen Stapel Berechnungen. Er wollte noch nicht nach Hause fahren, denn der Abend war schön, und er genoss die Stille im Labor. Er starrte gerade abwesend auf ein paar Blätter mit Newtons Diagrammen – das Schaubild des Kühlsystems, das beim Wiedereintritt in die Atmosphäre die Hitzebildung abbremsen sollte und stellte sich die Beziehung der verschiedenen Teile vor, als ihm vage eine undefinierbare, lästige Eigentümlichkeit bezüglich Maßen und Berechnungen auffiel. Minutenlang kaute er auf dem Ende seines Bleistifts herum und starrte dabei abwechselnd auf die säuberlich gezeichneten Diagramme und aus dem Fenster, das auf den See hinausging. An den Zahlen war nichts falsch, aber sie hatten etwas, das ihn störte. Es war ihm schon zuvor aufgefallen, irgendwo im Hinterkopf, aber bisher war es ihm noch nicht geglückt, die Diskrepanz genauer zu definieren. Draußen stand der Halbmond gut sichtbar über dem schwarzen See, irgendwo in der Ferne zirpten unsichtbare Insekten. Alles kam ihm plötzlich fremd vor – fast wie eine Mondlandschaft. Er konzentrierte sich wieder auf das Blatt vor ihm auf dem Schreibtisch. Die Hauptgruppe der Zahlen stellte eine Reihe von Wärmewerten dar – Werten in unregelmäßiger Folge –, Newtons provisorische Berechnungen für eine Art Röhrensystem. Irgendwas an der Sequenz stimmte nicht; es war eine logarithmische Folge, aber dann wieder nicht. Doch was war es dann? Warum hatte sich Newton für diese besondere Reihe entschieden und nicht für eine andere? Es musste Willkür sein. Die jeweiligen Werte spielten ohnehin keine Rolle, sie waren nur vorläufig. Es war Bryces Aufgabe, die tatsächlichen Werte für das jeweilige Material zu bestimmen, das den Vorgaben am ehesten entsprach. Er starrte leicht hypnotisiert auf das Papier, bis die Ziffern vor seinen Augen ineinander zu verschmelzen schienen und abgesehen von ihrer Anordnung jegliche Bedeutung verloren. Er kniff die Augen zusammen und riss sich dann mit aller Willenskraft von dem Anblick los, um erneut aus dem Fenster in die Nacht von Kentucky zu schauen. Der Mond hatte seine Position verändert; er war jetzt hinter den Hügeln am anderen Ufer des Sees verschwunden. Über dem schwarzen Wasser erkannte er den schwachen Schein eines Lichts im ersten Stock des großen Hauses, wahrscheinlich Newtons Arbeitszimmer. Der Himmel über ihnen war bedeckt mit Sternen, Myriaden von winzigen Nadelpunkten übersäten den dunklen Himmel wie leuchtender Puder. Plötzlich schreckte ihn der Ruf eines Ochsenfroschs vor dem Fenster aus seinen Gedanken. Ohne ersichtlichen Anlass brüllte der Frosch mehrere Minuten lang vor sich hin, doch niemand antwortete oder stimmte ein, dumpf, entschlossen, durchdringend, ein feucht im Dunkeln lauerndes Etwas. Er stellte sich den halb-reptilischen, zusammengekauerten Körper mit den Beinen unterm Kinn im kühlen, taufeuchten Gras vor. Eine Weile vibrierte der Klang rhythmisch über dem See, dann brach er abrupt ab, ohne Rücksicht auf Bryces Ohren. Sie warteten auf den letzten Laut, der jedoch nicht kam. Dann setzte der zirpende Chor der Insekten wieder ein, und er beugte sich erneut müde über seine Berechnungen. Und in einem kurzen Augenblick der Erkenntnis, während sein Blick nur flüchtig, fast automatisch über die vertrauten Ziffern streifte, sah er plötzlich deutlich vor sich, was ihn so gestört hatte. Es war eine logarithmische Folge, das musste so sein. Aber es war kein vertrauter Logarithmus – nicht mit der Basis zehn, zwei oder *pi* –, sondern ein völlig unbekannter. Er griff nach einem Rechenschieber auf dem Schreibtisch und fing an nachzurechnen; plötzlich war seine Müdigkeit wie weggeblasen.

Nach einer Stunde stand er auf, streckte die Arme und verließ das Büro. Er ging durchs feuchte Gras bis an das Seeufer. Jetzt war der Mond wieder sichtbar. Eine Zeit lang betrachtete er dessen Spiegelbild auf dem Wasser, ließ dann den Blick zu Newtons Fenster wandern und sprach laut aus, was seit zwanzig Minuten Gestalt in seinem Bewusstsein angenommen hatte: »Welcher Mensch würde mit Logarithmen auf der Basis zwölf rechnen?« Das Licht in Newtons Fenster, schwächer als der Mond, starrte ausdruckslos zu ihm zurück, und das Wasser zu seinen Füßen plätscherte sacht gegen das Ufer, eine stumpfe, sinnlose Kadenz, monoton, ruhig und so alt wie die Welt.

1988:
Rumpelstilzchen

1

Im Herbst färbten sich die Berge rings um den See rot, gelb, orange und braun. Unter dem klaren Himmel schimmerte das Wasser blauer; hier und da reflektierte es die Farben der Bäume auf den Bergen. Wenn Wind aufkam, trieb er kleine Wellen vor sich her, dann blitzte die Wasseroberfläche rot und gelb auf, und Laub rieselte herab.

Von der Tür seines Labors aus starrte Bryce oft in Gedanken versunken über das Wasser zu den Bergen oder dem Haus, in dem T.J. Newton wohnte. Es stand mehr als eine Meile entfernt vom Halbrund der Gebäude aus Aluminium und Sperrholz, zu dem auch das Labor gehörte. Wenn die Sonne schien, glänzte am anderen Ende dieses Halbrunds der polierte Rumpf des Dings – des Projekts, des Gefährts, was immer es sein mochte. Manchmal erfüllte der Anblick des silbrigen Monolithen Bryce mit so etwas wie Stolz; manchmal erschien er ihm einfach nur lächerlich, wie die Illustration in einem Kinderbuch über das Weltall, und dann wieder machte er ihm Angst. Er konnte in der Tür stehen, direkt über den See zu dem unbewohnten Ufer auf der anderen Seite sehen und über den seltsamen Kontrast zwischen den Strukturen auf beiden Seiten des Panoramas nachdenken, der ihm schon früh und oft aufgefallen war. Zur Rechten das alte viktorianische Herrenhaus mit Erkerfenstern, weißen Schindeln, hohen, nutzlosen Säulen auf allen drei Veranden, ein Heim, das vor mehr als einem Jahrhundert von einem unbekannten, längst vergessenen Tabak-, Kohle- oder Holzbaron in plumpem, geschmacklosem Stolz erbaut worden war, und zu seiner Linken die strengste und futuristischste Konstruktion aller Zeiten, ein Raumschiff. Ein Raumschiff auf einem Feld in Kentucky, umgeben von herbstlich bunt gefärbten Bergen, im Besitz eines Mannes, der beschlossen hatte, mit einer betrunkenen Hausangestellten, einem französischen Sekretär, Papageien, Gemälden und Katzen in einem Herrenhaus zu leben. Zwischen dem Schiff und dem Haus standen das Wasser, die Berge, Bryce selbst und der Himmel.

Eines Morgens im November, als die jugendliche Ernsthaftigkeit eines seiner Assistenten ihn wieder einmal kurz an der wissenschaftlichen Arbeit und dem Gehabe junger Männer, die sie praktizierten, hatte verzweifeln lassen, ging er zur Tür und betrachtete mehrere Minuten lang die vertraute Aussicht. Impulsiv entschloss er sich zu einem Spaziergang. Bisher hatte er noch nie daran gedacht, den See zu Fuß zu umrunden, aber es sprach auch nichts dagegen.

Die Luft war kalt, deshalb dachte er kurz daran, ins Labor zurückzukehren und sein Jackett zu holen. Doch die Sonne war wie oft an milden Novembermorgen warm, und wenn er direkt am Ufer blieb, außerhalb des Schattens, würde es einigermaßen gehen. In einem ausgeblichenen Wollhemd mit Karomuster, das ihm seine verstorbene Frau vor zehn Jahren geschenkt hatte, lief er in Richtung des großen Hauses, weg von der Baustelle und dem Raumschiff. Nach einer Meile musste er die Ärmel bis zum Ellbogen aufkrempeln, denn die erhitzte Haut fing an zu prickeln. Seine Arme, dünn, weiß und behaart, wirkten schockierend blass in der Sonne – wie die eines sehr alten Mannes. Der Boden unter seinen Füßen bestand aus Kies und Büscheln von Schachtelhalmen. Er sah Eichhörnchen und ein Kaninchen. Einmal sprang weit draußen ein Fisch aus dem See. Er kam an ein paar Gebäuden und einer Art Metallwerkstatt vorbei; mehrere Männer winkten ihm zu. Einer sprach ihn mit seinem Namen an, doch Bryce erkannte ihn nicht. Lächelnd winkte er zurück, ging langsam weiter und ließ seine Gedanken schweifen. Einmal blieb er stehen und versuchte, ein paar flache Steine über die Wasseroberfläche hüpfen zu lassen, doch nur mit einem einzigen gelang es. Die anderen kamen im falschen Winkel auf und versanken sofort im Wasser. Er schüttelte den Kopf und kam sich kindisch vor. Weit über ihm zog ein Dutzend Vögel lautlos über den Himmel. Er ging weiter.

Noch vor der Mittagszeit kam er an dem Herrenhaus vorbei, das verschlossen und still etwa hundert Meter vom Ufer entfernt stand. Er blickte kurz zum Erkerfenster im ersten Stock auf, sah aber nur, wie sich der Himmel in der Scheibe spiegelte. Als die Sonne fast über ihm stand, wie es um diese Jahreszeit üblich war, hatte er das unbewohnte Ufer am anderen Ende des Sees erreicht. Schachtelhalme und Unkraut waren jetzt dichter, dazu kamen Sträucher, Goldrute und ein paar verfaulte Baumstämme. Flüchtig dachte er an Schlangen, die er nicht ausstehen konnte, schob den Gedanken aber schnell wieder beiseite. Dann sah er eine Eidechse, reglos auf einem Stein, ihre Augen glänzten wie Glas. Allmählich bekam er Hunger und fragte sich träge, was er dagegen machen sollte. Ein wenig müde setzte er sich auf einen umgekippten Baumstamm am Ufer, öffnete die oberen Hemdknöpfe, wischte sich mit einem Taschentuch über den Nacken und blickte aufs Wasser. Für ein paar Sekunden kam er sich vor wie Henry Thoreau und schmunzelte. *Die große Masse der Menschen führt ein Leben voll Verzweiflung*. Er warf einen Blick zurück auf das Haus, das jetzt teilweise hinter den Bäumen verschwunden war. Da kam jemand auf ihn zu, noch in einiger Entfernung. Das Licht war jetzt so grell, dass er die Augen zusammenkneifen musste, und dann wurde ihm klar, dass es T. J. Newton war. Er stützte die Ellbogen auf die Knie und wartete.

Newton hatte einen kleinen Korb über dem Arm und trug ein kurzärmliges weißes Hemd zu einer hellgrauen Hose. Er ging hochaufgerichtet, langsam, aber leicht beschwingt. Etwas undefinierbar Fremdartiges ging von diesem Gang aus, etwas, das Bryce an den ersten Homosexuellen erinnerte, den er je gesehen hatte, zu jung, um zu wissen, was ein Homosexueller ist. So ging Newton nicht, aber er bewegte sich wie niemand sonst: leicht und schwerfällig zugleich.

Als er nahe genug gekommen war, rief er Bryce zu: »Ich habe Käse und Wein dabei.« Er trug eine dunkle Brille.

»Sehr gut!« Bryce erhob sich. »Haben Sie mich gesehen, als ich am Haus vorbeikam?«

»Ja.« Der Baumstamm war ziemlich lang und leicht gekrümmt. Newton setzte sich ans andere Ende und stellte den Korb ab. Dann nahm er die Weinflasche und einen Korkenzieher heraus und streckte sie Bryce entgegen. »Würden Sie sie öffnen?«

»Ich kann's versuchen.« Er nahm ihm die Flasche ab und bemerkte dabei, dass Newtons Arme genauso dünn und blass waren wie seine eigenen, nur unbehaart. Die langen, schmalen Finger hatten die zartesten Knöchel, die er je gesehen hatte. Als Newton ihm die Flasche reichte, zitterten seine Hände ein wenig.

Es war ein Beaujolais. Bryce klemmte sich die kalte, feuchte Flasche zwischen die Knie und setzte den Korkenzieher an. Darauf verstand er sich, aber Steine übers Wasser springen zu lassen war etwas anderes. Er bekam den Korken mit einem satten, befriedigenden *Plopp!* beim ersten Versuch heraus. Newton kam mit zwei Gläsern – keinen Wein-, sondern schlichten Wassergläsern – und streckte sie ihm zum Einschenken entgegen. »Seien Sie ruhig großzügig«, sagte er und lächelte zu ihm hinab, sodass Bryce sie fast bis zum Rand füllte. Newtons Stimme war angenehm; der schwache Akzent wirkte ganz natürlich.

Der Wein war ausgezeichnet, kühl und erfrischend für seine trockene Kehle. Sofort wärmte er seinen Magen mit einem Hauch jenes herrlichen alten zweifachen Reizes von Alkohol – für Leib und Seele –, einem Reiz, dem viele große Männer erlegen waren, so wie auch er über Jahre hinweg. Der Käse war ein kräftiger Cheddar, alt und krümelig. Schweigend aßen und tranken sie. Sie saßen im Schatten, und Bryce krempelte seine Ärmel herunter. Jetzt, da er sich nicht mehr bewegte, wurde ihm wieder kühl. Er fragte sich, wieso Newton in seiner leichten Kleidung nicht fror. Er sah aus wie die Art von Männern, die in einen Schal gewickelt am Feuer saßen – ein Mann, wie George Arliss ihn in alten Filmen gespielt hatte: dünn, blass, kaltblütig. Aber wer wusste schon, was für ein Mensch er war? Er könnte ein halb ausländischer Graf in einer englischen Komödie sein oder ein alternder Hamlet, aber auch ein verrückter Wissenschaftler, der insgeheim daran arbeitete, die Welt in die Luft zu jagen, oder ein unaufdringlicher Cortés, der mithilfe von Ortskräften in aller Stille seinen Palast errichtete. Der Gedanke an Cortés erinnerte ihn an seinen alten, nie ganz vergessenen Verdacht, dass Newton ein Außerirdischer sein könnte. In diesem Moment schien fast alles möglich; und er fand es keineswegs absurd, dass er, Nathan Bryce, mit einem Marsmenschen Wein trank und Käse aß. Warum auch nicht? Cortés hatte Mexiko mit circa vierhundert Mann erobert, würde ein einzelner Mann vom Mars es nicht auch allein schaffen? Es schien durchaus möglich, als er mit dem Wein im Blut und der Sonne im Gesicht hier neben ihm saß. Newton hielt sich kerzengerade, kaute langsam vor sich hin und nippte hin und wieder an seinem Wein. Im Profil hatte er etwas von Ichabod Crane. Wie sollte er, Bryce, sicher sein, dass Newton, falls er wirklich vom Mars stammte, der Einzige war? Wieso hatte er darüber noch nie nachgedacht? Warum sollten es nicht vierhundert Marsmenschen sein, oder viertausend? Er musterte ihn erneut. Newton fing seinen Blick auf und lächelte ernst. Vom Mars? Wahrscheinlich kam er aus Litauen oder Massachusetts.

Leicht angeheitert – wie lange war es her, dass er mittags betrunken gewesen war? – warf er Newton einen fragenden Blick zu. »Sind Sie Litauer?«

»Nein.« Newton sah auf den See, ohne auf Bryces Frage einzugehen. Dann sagte er unvermittelt: »Der ganze See gehört mir. Ich habe ihn gekauft.«

»Wie schön.« Bryce trank sein Glas aus. Es war der letzte Rest aus der Flasche.

»Eine Menge Wasser«, sagte Newton. Jetzt drehte er sich zu Bryce um. »Wie viel, was glauben Sie?«

»Wie viel Wasser?«

»Ja.« Abwesend brach Newton ein Stück Käse ab und biss hinein.

»Lieber Himmel! Keine Ahnung. Zwanzig Millionen Liter? Vierzig Millionen?« Er lachte. »Ich kann nicht mal das Volumen von Schwefelsäure in einem Messbecher schätzen.« Er betrachtete den See. »Achtzig Millionen? Ach, egal, das muss ich doch nicht wissen. Ich bin ein Spezialist.« Dann erinnerte er sich an Newtons Ruf. »Im Gegensatz zu Ihnen. Sie kennen sich mit allen Wissenschaften aus, die es gibt. Vielleicht sogar welchen, die es nicht gibt.«

»Unsinn. Ich bin nur ein … Erfinder. Wenn überhaupt.« Er aß das letzte Stück Käse. »Ich könnte mir vorstellen, dass ich sogar noch spezialisierter bin als Sie.«

»Worauf?«

Eine Weile gab Newton keine Antwort. Dann sagte er: »Das wäre schwierig zu erklären.« Erneut lächelte er rätselhaft. »Mögen Sie Gin pur?«

»Nicht besonders. Kommt drauf an.«

»Ich habe eine Flasche dabei.« Newton griff in den Korb zu seinen Füßen und förderte eine Flasche zutage. Bryce musste lachen. Er konnte nicht anders – Ichabod Crane mit einer Flasche Gin im Picknickkorb. Newton schenkte erst ihm, dann sich selbst großzügig ein. Mit der Flasche in der Hand sagte er dann plötzlich: »Ich trinke zu viel.«

»Wir alle trinken zu viel.« Bryce probierte den Gin. Er

mochte ihn nicht; Gin hatte für ihn schon immer wie Parfum geschmeckt. Aber er trank ihn. Wie oft kommt man schon dazu, sich mit seinem Chef zu betrinken? Und wie viele Chefs sind Ichabod Crane, Hamlet, Cortés oder frisch vom Mars eingetroffen mit dem Ziel, im Herbst des Jahres die Welt per Raumschiff zu erobern? Bryces Rücken schmerzte, deshalb rutschte er hinab ins Gras und lehnte sich gegen den Baumstamm. Die Füße zeigten zum See. Hundertzwanzig Millionen Liter Wasser? Er goss sich Gin nach, kramte eine plattgedrückte Packung Zigaretten aus der Tasche und hielt sie Newton entgegen. Der saß noch immer auf dem Baumstamm und wirkte aus Bryces Blickwinkel noch größer und distanzierter als je zuvor.

»Ich habe nur einmal geraucht, etwa vor einem Jahr«, sagte Newton. »Danach war mir sehr übel.«

»Ach ja?« Bryce nahm eine Zigarette aus der Packung. »Wäre es Ihnen lieber, wenn ich nicht rauche?«

»Ja.« Newton sah auf ihn herab. »Glauben Sie, dass es zum Krieg kommen wird?«

Er hielt die Zigarette einen Moment abschätzend in der Hand und schnippte sie dann in den See. Sie trieb auf der Oberfläche. »Haben wir es nicht gerade mit drei Kriegen zu tun? Oder vier?«

»Drei. Ich meine einen Krieg mit großen Waffen. Es gibt neun Länder mit Wasserstoffbomben und mindestens zwölf mit bakteriologischen Waffen. Glauben Sie, dass man sie einsetzen wird?«

Bryce nahm einen größeren Schluck Gin. »Wahrscheinlich. Klar. Keine Ahnung, warum es nicht längst passiert ist. Warum wir uns nicht schon längst zu Tode gesoffen oder zu

Tode geliebt haben.« Das Raumschiff stand am anderen Ende des Sees, war aber hinter den Bäumen nicht sichtbar. Bryce deutete mit dem Glas in seine Richtung und fragte: »Wird das eine Waffe? Und wenn ja, für wen?«

»Es ist keine Waffe. Eigentlich nicht.« Newton musste betrunken sein. »Ich werde Ihnen nicht sagen, was es ist.« Und dann. »Wie lange?«

»Wie lange was?« Auch er war angesäuselt. Prima. Der Nachmittag eignete sich perfekt dafür. Wie lange hatte er das nicht mehr erlebt?

»Bis der große Krieg beginnt. Derjenige, der alles vernichten wird.«

»Warum nicht alles vernichten?« Bryce trank sein Glas aus und griff nach der Flasche im Korb. »Vielleicht wäre das gar keine schlechte Idee.« Mit der Flasche in der Hand sah er zu Newton auf, konnte aber dessen Gesicht nicht sehen, weil die Sonne hinter ihm stand. »Sind Sie vom Mars?«

»Nein. Würden Sie sagen, zehn Jahre? Ich habe gelernt, dass es noch mindestens zehn Jahre dauert.«

»Wer sagt denn so was?« Bryce füllte das Glas. »Ich würde fünf Jahre sagen.«

»Das ist nicht lang genug.«

»Lang genug wofür?« Inzwischen schmeckte der Gin gar nicht mehr so übel, obwohl er zu warm war.

»Es ist nicht lang genug.« Newton sah traurig auf ihn hinab. »Aber wahrscheinlich liegen Sie falsch.«

»Na gut, dann drei Jahre. Kommen Sie von der Venus? Vom Jupiter? Aus Philadelphia?«

»Nein.« Dann zuckte er mit den Achseln. »Ich heiße Rumpelstilzchen.«

»Rumpelstilzchen und weiter?«

Newton beugte sich zu ihm hinüber, nahm ihm die Flasche ab und schenkte sich nach. »Meinen Sie, es könnte auch gar nicht dazu kommen?«

»Vielleicht. Was sollte es verhindern, Rumpelstilzchen? Die höheren Instinkte des Menschen? Kobolde leben in Höhlen; leben Sie in einer Höhle, wenn Sie nicht unterwegs sind?«

»Trolle leben in Höhlen. Kobolde leben woanders. Kobolde haben die Fähigkeit, sich an außerordentlich schwierige Umweltbedingungen wie die hier anzupassen.« Er deutete mit zitternder Hand auf den See, wobei er ein wenig Gin auf sein Hemd verschüttete. »Ich bin ein Kobold, Dr. Bryce, und lebe überall allein. Ganz und gar allein, überall.« Er starrte auf das Wasser.

Ein großer Entenschwarm hatte sich etwa eine halbe Meile von ihnen entfernt auf dem See niedergelassen, wahrscheinlich handelte es sich um müde Zugvögel auf dem Weg nach Süden. Es sah aus, als schwebten sie wie winzige Ballons auf der Wasseroberfläche, trieben dahin, als wären sie unfähig, sich aus eigener Kraft zu bewegen. »Wären Sie ein Marsmensch, wären Sie allein, das stimmt«, sagte Bryce und beobachtete die Enten. Wenn er tatsächlich einer wäre, hätte er Ähnlichkeit mit einer einsamen Ente auf dem See – ein müder Wanderer.

»Das ist nicht nötig.«

»Was ist nicht nötig?«

»Vom Mars zu sein. Ich könnte mir vorstellen, dass auch Sie sich oft genug allein gefühlt haben, Dr. Bryce. Fremd auf dieser Welt. Stammen Sie vom Mars?«

»Ich glaube nicht.«

»Aus Philadelphia?«

Bryce lachte. »Portsmouth, Oklahoma. Das ist weiter von hier entfernt als der Mars.« Ohne sichtbare Vorwarnung erhob sich plötzlich ein großes Geschnatter unter den Enten. Dann flogen sie auf, zuerst kreuz und quer durcheinander, dann bildeten sie so etwas wie eine lose Formation. Bryce sah zu, wie sie über den Bergen verschwanden und dabei immer noch höher stiegen. Benommen dachte er über den Wandertrieb von Vögeln nach, von Vögeln und Insekten, von kleinen pelzigen Tieren, alle in Bewegung, alten, den uralten Pfaden zu vorzeitlichen Refugien und neuen Untergängen folgend. Und dann erinnerte ihn der Entenschwarm bitter an ein Raketengeschwader, das er vor Jahren einmal auf dem Titelblatt einer Zeitschrift gesehen hatte. Es brachte ihn auf das, was er diesem sonderbaren Menschen neben ihm zu bauen half, an das schlanke, raketenähnliche Raumschiff, das angeblich etwas erforschen, ausprobieren, fotografieren oder sonstwas sollte und dem er plötzlich, in seinem beschwipsten Zustand an diesem sonnigen Nachmittag, nicht traute, nicht im Geringsten mehr traute.

Newton stand schwankend auf und sagte: »Wir können zum Haus zurückgehen. Wenn Sie mögen, lasse ich Sie von Brinnarde nach Hause fahren.«

»Sehr gern.« Er stand auf, streifte das Laub von den Kleidern und trank sein Glas aus. »Ich bin zu betrunken und zu alt, um zu Fuß zu gehen.«

Schweigend gingen sie los, ein wenig unsicher. Doch als sie sich dem Haus näherten, sagte Newton: »Ich hoffe, es wird noch zehn Jahre dauern.«

»Warum zehn Jahre?«, fragte Bryce. »Wenn es so lange dauert, werden die Waffen noch besser sein. Sie werden alles vernichten. Die ganze Welt. Vielleicht fangen sogar die Litauer damit an. Oder die Philadelphianer.«

Newton warf ihm einen sonderbaren Blick zu, und Bryce fühlte sich einen Moment lang unbehaglich. »Wenn wir noch zehn Jahre haben«, sagte Newton, »passiert es vielleicht gar nicht. Vielleicht ist es dann gar nicht mehr möglich.«

»Und was sollte es verhindern? Die menschliche Tugend? Die Wiederkunft des Herrn?« Irgendwie konnte er Newton nicht in die Augen sehen.

Zum ersten Mal lachte sein Gegenüber, sanft und freundlich. »Vielleicht wird es tatsächlich die Wiederkunft des Herrn sein. Vielleicht kommt Jesus Christus persönlich. In zehn Jahren.«

»Wenn er wirklich kommt, sollte er besser auf der Hut sein.«

»Ich könnte mir vorstellen, dass er nicht vergessen hat, was ihm letztes Mal passiert ist«, sagte Newton.

Brinnarde kam ihnen aus dem Haus entgegen. Bryce war erleichtert: Allmählich machte die Sonne ihn schwindlig.

Er bat darum, dass Brinnarde ihn direkt nach Hause fuhr, ohne erst im Labor vorbeizuschauen. Unterwegs stellte der Sekretär ihm eine Menge Fragen, auf die Bryce nur vage antwortete. Es war fünf Uhr nachmittags, als er zu Hause ankam. Er ging in die Küche, in der wie üblich Chaos herrschte. An der Wand hing *Der Sturz des Ikarus*, aus Iowa mitgebracht, und in der Spüle stapelte sich sein Frühstücksgeschirr. Er nahm einen kalten Hühnerschenkel aus dem Kühlschrank an der Wand, biss ein Stück davon ab und stolperte müde zum Bett, wo er sofort einschlief, das angebissene Hühnerbein neben sich auf dem Nachttisch. Er hatte viele Träume, alle ziemlich wirr, und mehrere handelten von weit auseinandergezogenen Vogelschwärmen vor einem blauen Himmel.

Um vier Uhr morgens schreckte er auf und lag dann mit einem schlechten Geschmack im Mund hellwach im Dunkeln. Sein Kopf schmerzte, und sein Hals schwitzte unter dem schweren Wollkragen. Die Füße fühlten sich geschwollen an vom Gehen; außerdem hatte er großen Durst. Er setzte sich auf die Bettkante und starrte minutenlang auf die Leuchtziffern des Weckers, bevor er die Augen schloss und vorsichtig die Nachttischlampe anknipste. Er stand auf, tastete sich blinzelnd durch den Flur ins Bad, füllte das Waschbecken mit kaltem Wasser und trank zwei Gläser Wasser aus dem Zahnputzbecher, während es sich füllte. Dann drehte er den Hahn zu, machte Licht und fing an, das enge Hemd auszuziehen. Im Spiegel sah er ein Stück seiner weißen Brust unter dem U des Unterhemds und wandte den Blick ab. Er tauchte die Hände ins Wasser, damit die Kälte den Kreislauf in seinen Handgelenken ankurbelte. Dann wölbte er die Hände und kippte sich das Wasser über Gesicht und Hals. Anschließend rubbelte er sich mit einem steifen Handtuch wieder trocken und putzte sich die Zähne, um den schlechten Geschmack aus dem Mund zu vertreiben. Er kämmte sich das Haar und holte ein frisches Hemd aus dem Schlafzimmer – ein blaues Anzughemd diesmal, doch ohne die gekräuselte Hemdbrust, die gerade in Mode war.

Und die ganze Zeit ging ihm dabei eine alte Redensart durch den Kopf: *Wer die Wahl hat, hat die Qual.*

Er machte sich Frühstück in der Küche, löste eine Kaffeekapsel in heißem Wasser auf und briet sich ein Omelett, das er großzügig mit kleingeschnittenen Pilzen aus der Dose füllte. Dann klappte er es routiniert mit einem Pfannenheber zusammen, nahm es heraus, noch während es in der Mitte ein wenig weich war, stellte es mit dem Kaffee auf den Plastiktisch und aß ganz langsam, sodass sein Gin-belasteter Magen das matschige Ding so sanft wie möglich umschloss. Zum Glück blieb es unten, und er war vorübergehend erleichtert, dass er sich nicht übergeben musste, nachdem er seit dem gestrigen Frühstück nichts zu sich genommen hatte als Wein, Käse und Gin pur. Er schauderte. Zumindest hätte er ein paar von den AP-Tabletten nehmen können, zu denen manche Leute griffen, wenn sie sich nicht die Mühe machen wollten, vernünftig zu kochen. AP stand für Algenprotein – eine eklige Vorstellung, Plankton aus einem Teich zu essen statt Leber mit Zwiebeln. Aber vielleicht sollte er sich daran gewöhnen angesichts der wachsenden Bevölkerung und der Trockengebiete, die in China und damit auch in der »freien Welt« der Diktatoren, Demagogen und Hedonisten schon wieder Faschisten an die Macht gebracht hatten, sodass Abendessen aus Leber mit Zwiebeln oder Steak mit Kartoffeln immer seltener wurden. In zwanzig Jahren werden wir uns alle von Plankton, Fischöl und Kohlenhydraten aus Erlenmeyerkolben ernähren, dachte er, während er sich den Rest des Omeletts in den Mund schob. Wenn kein Platz mehr für die Hühner da ist, wird man die Eier in Museen ausstellen. Vielleicht zeigt das

Smithsonian dann ein konserviertes Omelett aus Plastik. Er trank den Rest des ebenfalls teilweise synthetischen Kaffees und dachte an die alte Maxime der Biologen, dass ein Huhn die Methode des Eis ist, sich fortzupflanzen. Das brachte ihn auf den makabren Gedanken, dass irgendein genialer junger Biologe mit Bürstenschnitt und Rüschenhose wahrscheinlich eine viel effektivere Methode als die natürliche des Eis finden und damit das Huhn überflüssig machen würde. Andererseits würde es wahrscheinlich kein genialer junger Schlaukopf sein, sondern T.J. Newton, der mit dem Navel-Ei – ähnlich der Navel-Orange – auf den Markt käme, säuberlich in buntes Plastik eingeschweißt und von der World Enterprises Corporation vermarktet. Ein sich selbst reproduzierendes Ei; man stellt es in Teichwasser, und es wächst wie eine Kette aus Kunstperlen, die jeden Tag ein neues Ei ausstößt. Allerdings würde es anschließend nicht triumphierend gackern und auch nie einen herrlich stolzen Junghahn, Kampfhahn oder eine dumme Henne hervorbringen, die man als Kind jagen könnte. Oder ein Brathuhn.

Während er den Kaffee austrank und aufsah, blickte er auf den *Sturz des Ikarus*. Mit einem Mal wurde ihm klar, was er für ihn bedeutete. Er stellte die Kaffeetasse ab und sagte laut: »Hör auf mit den intellektuellen Spielchen, Bryce. Wer die Wahl hat, hat die Qual: Mars oder Massachusetts?« Und während er auf dem ruhigen Gemälde noch Arm und Bein des vom Himmel in den Ozean stürzenden Jungen betrachtete, dachte er *Freund oder Feind?* Er konnte den Blick nicht mehr abwenden. *Zerstörer oder Bewahrer?* Newtons Worte spukten ihm durch den Kopf: »Vielleicht wird es tatsächlich die Wiederkunft des Herrn sein.« Doch Ikarus war gescheitert, war verbrannt und ertrunken, während Daedalus, der nicht so hoch gestiegen war, von seiner einsamen Insel entkommen war. Allerdings nicht, um die Welt zu retten. Vielleicht sogar, um sie zu zerstören, denn er hatte das Fliegen erfunden, und die Vernichtung, wenn es so weit war, würde vom Himmel kommen. Licht fällt vom Himmel, dachte er; ich werde krank, ich muss sterben, der Herr sei uns gnädig. Er schüttelte den Kopf, und versuchte, seine Gedanken wieder einzusammeln. Das Problem war jetzt Mars oder Massachusetts; alles andere war zweitrangig. Und was wusste er jetzt? Da war Newtons Akzent, seine äußere Erscheinung, seine Art zu gehen. Da waren die Produkte seines Hirns, die auf eine Technologie hindeuteten, fremdartiger als das ptolemäische System der Astronomie. Da waren diese fantastischen Algorithmen, da war Newton selbst, leicht betrunken beide Male, die Bryce ihm begegnet war, was auf die entsetzliche Einsamkeit hinweisen könnte, die ein Außerirdischer empfinden musste, oder aber eine Unfähigkeit, den Verletzungen der Kultur, in die er gestürzt war, standzuhalten. Doch zu trinken war so verdammt menschlich, und das schloss das andere Argument aus. Wäre es nicht unwahrscheinlich, dass ein Außerirdischer auf Alkohol ebenso reagierte wie ein Mensch? Newton musste ein Mensch sein – oder zumindest so etwas Ähnliches wie ein Mensch. Sein Blut musste dieselbe Chemie haben wie das eines Menschen; er müsste imstande sein, betrunken zu werden. Trotzdem wäre es plausibler, wenn er aus Massachusetts kam. Oder Litauen. Andererseits, warum sollte es keine betrunkenen Marsmenschen geben? Selbst Jesus Christus hatte Wein getrunken, und der war direkt aus dem Himmelreich gekommen. Ein Weintrinker, wie die Pharisäer ihn genannt hatten. Ein Weintrinker aus dem All. Warum schweiften seine Gedanken immer wieder ab? Cortés hatte man wahrscheinlich Tequila zu trinken gegeben, und auch er war ein Gott gewesen: der blauäugige Gott Quetzalcoatl, gekommen, um die Leibeigenen vor den Azteken zu retten. In zehn Jahren? Logarithmen auf der Basis zwölf. *Und was noch?*

2

Manchmal hatte er das Gefühl, verrückt zu werden, so wie die Menschen, und doch war es theoretisch unmöglich, dass ein Antheaner verrückt werden konnte. Er verstand nicht, was mit ihm geschah oder geschehen war. Man hatte ihn auf die außergewöhnliche Schwierigkeit seiner Arbeit vorbereitet und ihn wegen seiner körperlichen Kraft und Anpassungsfähigkeit ausgewählt. Von Anfang an war ihm bewusst gewesen, dass er in vielerlei Hinsicht scheitern könnte, dass die ganze Sache ein enormes Risiko darstellte. Es war der verzweifelte Plan eines Volkes, das keine andere Lösung mehr sah, und er war darauf vorbereitet, dass es schiefgehen könnte. Aber mit dem, was dann tatsächlich passiert war, hatte niemand gerechnet. Der Plan selbst lief so gut – sie hatten Unmengen von Geld gescheffelt, die Konstruktion des Raumschiffs hatte fast problemlos begonnen, und obwohl er den leisen Verdacht hatte, dass viele etwas vermutet hatten und weiterhin vermuteten, hatte niemand ihn als das erkannt, was er tatsächlich war, und jetzt war die Möglichkeit eines Erfolgs sozusagen in Reichweite. Und er, der Antheaner, ein höheres Wesen aus einer höheren Spezies, verlor die Kontrolle, ließ sich gehen, wurde zum Alkoholiker, einem irregelaufenen Abtrünnigen und möglicherweise einem Verräter an seinem eigenen Volk.

Manchmal gab er Betty Jo die Schuld an seiner Schwäche vor dieser Welt. Wie menschlich war er geworden, so zu argumentieren! Er machte sie dafür verantwortlich, dass er sich an seine Umgebung angepasst hatte und geradezu besessen von vagen Schuldgefühlen und noch vageren Zweifeln war. Sie hatte ihn auf den Geschmack von Gin gebracht und ihm einen Aspekt des starken, bequemen, hedonistischen und gedankenlosen Menschseins gezeigt, von dem er nach fünfzehn Jahren Fernsehstudium keine Ahnung gehabt hatte. Sie hatte ihm eine behäbige, trunkene Vitalität gezeigt, von der die Antheaner in ihrer gottverdammten Zeitlosigkeit und Weisheit keinen Schimmer hatten und von der sie auch nie hätten träumen können. Er fühlte sich wie ein Mensch, der von relativ gutmütigen, albernen und durchaus intelligenten Tieren umgeben ist und nach und nach entdeckt, dass ihre Konzepte und Beziehungen komplizierter sind, als seine Ausbildung ihn hatte vermuten lassen. Ein solcher Mensch könnte mithilfe einer oder mehrerer Möglichkeiten des Abwägens und Bewertens, die einer höheren Intelligenz zur Verfügung stehen, dahinter kommen, dass die Tiere ringsum, die ihre eigene Umwelt verschmutzten und ihren eigenen Mist fraßen, letzten Endes glücklicher und weiser waren als er.

Oder war es nur so, dass ein Mensch, der lange genug von Tieren umgeben ist, selbst zu einem Tier geworden war? Doch dieser Vergleich war unfair, er hinkte. Er hatte eine Ahnenreihe mit ihnen gemeinsam, die sie enger verband als die Verwandtschaft in der Familie der Säugetiere oder pelziger Lebewesen im Allgemeinen. Die Menschen waren wie er redebegabte, einigermaßen rationale Lebewesen, fähig zu Einsichten, Vorhersagen und Emotionen, die sich lose unter Begriffen wie Liebe, Mitleid und Respekt zusammenfassen ließen. Und mit der Fähigkeit, sich zu berauschen, wie er gelernt hatte.

Antheanern war Alkohol nicht fremd, obwohl Zucker und Fette nur eine untergeordnete Rolle in der Ökologie ihrer Welt spielten. Es gab süße Beeren, aus denen sie manchmal so etwas wie einen leichten Wein machten; reiner Alkohol ließ sich natürlich problemlos synthetisch herstellen, und hin und wieder kam es vor, dass sich jemand betrank. Aber regelmäßiges Trinken gab es nicht, Antheaner waren keine Alkoholiker. Er hatte in seinem ganzen Leben noch nicht gehört, dass in seiner Heimat jemand so trank wie er auf der Erde – Tag für Tag inzwischen, regelmäßig.

Allerdings wurde er nicht auf dieselbe Art betrunken wie die Menschen; zumindest glaubte er das. Er hatte nie den Wunsch, besinnungslos, übertrieben fröhlich oder gar göttergleich zu werden. Er wünschte sich nur Erleichterung, dabei war er sich nicht mal sicher, wovon. Er bekam nie einen Kater, ganz gleich, wie viel er trank. Die meiste Zeit war er allein. Möglicherweise wäre es schwierig für ihn gewesen, nicht zu trinken.

Nachdem er Bryce von Brinnarde nach Hause hatte bringen lassen, ging er kurz in das nie genutzte Wohnzimmer seines Hauses, um seine Kühle und das stille Zwielicht zu genießen. Eine der Katzen sprang träge vom Sofa, streckte sich und kam auf ihn zu. Dann fing sie an, schnurrend um seine Beine zu streichen. Liebevoll beobachtete er sie; er hatte gelernt, Katzen zu mögen. Sie hatten etwas, das ihn an Anthea erinnerte, obwohl es dort kein Tier gab, das ihnen ähnelte. Andererseits schienen sie auch kaum dieser Welt anzugehören.

Betty Jo kam mit umgebundener Schürze aus der Küche. Einen Augenblick betrachtete sie ihn stumm, mit sanftem Blick, dann sagte sie: »Tommy?«

»Ja?«

»Mr. Farnsworth hat aus New York angerufen, Tommy. Schon zweimal.«

Er zuckte die Achseln. »Das macht er doch fast jeden Tag, oder?«

»Ja, stimmt, Tommy.« Sie lächelte sanft. »Jedenfalls hat er gesagt, es wäre wichtig, und du sollst ihn so schnell wie möglich zurückrufen.«

Er wusste sehr gut, dass Farnsworth sich mit Problemen herumschlug, aber die würden ein Weilchen warten müssen. Er hatte keine Lust, sich jetzt damit zu befassen. Er warf einen Blick auf die Uhr. Fast fünf. »Sag Brinnarde, er soll mich um acht mit ihm verbinden. Falls Oliver noch mal anruft, sag ihm, dass ich zu tun habe und mich gegen acht bei ihm melde.«

»Na gut.« Sie zögerte einen Moment und fragte dann: »Möchtest du, dass ich mich zu dir setze? Dir was erzähle?«

Er sah den Ausdruck in ihrem Gesicht, den hoffnungsvollen Blick. Er wusste, was er bedeutete: dass sie genauso abhängig von ihm war wie er von ihr. Seltsame Gefährten waren sie geworden. Doch obwohl ihm klar war, dass sie genauso einsam war und sich genauso fremd fühlte wie er, war er außerstande, ihr das Recht zuzugestehen, schweigend bei ihm zu sitzen. Er lächelte so freundlich, wie er nur konnte. »Tut mir leid, Betty Jo. Ich muss eine Weile allein sein.« Wie schwer ihm dieses einstudierte Lächeln in letzter Zeit fiel!

»Schon gut, Tommy.« Sie wandte sich ab, zu rasch. »Ich muss sowieso wieder in die Küche.« An der Tür drehte sie sich noch einmal um. »Du sagst Bescheid, wenn du was essen willst, ja? Ich bring's dir rauf.«

»Gut.« Er ging zur Treppe und beschloss, den kleinen Treppenlift zu nehmen, den er schon seit Wochen nicht mehr benutzt hatte. Er war jetzt sehr müde. Als er sich hineinsetzte, sprang eine der Katzen auf seinen Schoß, und er stieß sie mit ungewohntem Abscheu zurück. Sie landete geräuschlos auf dem Boden, schüttelte sich kurz und stolzierte ungerührt davon, ohne ihn noch eines Blickes zu würdigen. Er sah ihr nach und dachte, wenn doch nur du die intelligente Spezies auf dieser Welt wärst. Und dann, mit einem unergründlichen Lächeln: Vielleicht bist du es ja.

Einmal, vor etwas mehr als einem Jahr, hatte er Farnsworth gegenüber erwähnt, dass er anfing, sich für Musik zu interessieren. Das entsprach nur teilweise der Wahrheit, denn die Melodien und das tonale System menschlicher Musik hatte er immer als leicht unangenehm empfunden. Trotzdem hatte er ein historisches Interesse an der Musik entwickelt, denn er interessierte sich für alle Aspekte menschlicher Folklore und Kunst, nachdem er dieses Bedürfnis jahrelang mithilfe des Fernsehens aufgebaut und jetzt mit langen Lesenächten hier auf der Erde fortgesetzt hatte. Kurz nach dieser beiläufigen Bemerkung hatte Farnsworth ihm ein herrlich präzises, oktofonisches Lautsprechersystem geschenkt – es bestand aus mehreren Komponenten, die auf Patenten der W.E. Corporation basierten, samt den dazugehörigen Verstärkern, Soundquellen etc. Drei studierte Elektronikingenieure hatten alles in sein Arbeitszimmer eingebaut. Es war lästig, aber er hatte Farnsworths Gefühle nicht verletzen wollen. Sie hatten alle Schalter auf einer Messingtafel am Ende des Bücherregals angebracht. Er hätte lieber etwas weniger Wissenschaftliches als schlichtes Messing gehabt, fein bemaltes Porzellan zum Beispiel. Farnsworth hatte ihm auch ein automatisches Magazin mit fünfhundert Aufnahmen geschenkt. Sie waren auf kleinen Stahlkugeln gespeichert, für die die W. E. Corporation Patente hielt und mit denen der Konzern mindestens zwanzig Millionen Dollar verdient hatte. Man drückte auf einen Knopf, und eine erbsengroße Kugel fiel an die richtige Stelle der Patrone. Ein winziger langsamer Scanner tastete ihre Molekularstruktur ab und verwandelte die Muster in den Klang eines Orchesters, einer Band, eines Gitarristen oder Sängers. Newton hörte beinahe nie Musik. Auf Farnsworths Drängen hin hatte er ein paar Symphonien und Quartette ausprobiert, aber sie hatten ihm so gut wie nichts bedeutet. Es war merkwürdig, dass sie ihm so gar nichts sagten. Einige andere Künste, wenn auch vom Sonntagsfernsehen (dem langweiligsten und anmaßendsten aller Programme) missinterpretiert und herablassend behandelt, hatten ihn tief bewegt – besonders Bildhauerei und Malerei. Vielleicht sah er wie Menschen, konnte aber nicht hören wie sie.

Als er in sein Zimmer kam und über Katzen und Menschen nachdachte, beschloss er impulsiv, sich Musik anzuhören. Er drückte den Schalter für eine Haydn-Symphonie, die ihm Farnsworth ans Herz gelegt hatte. Nach einem kurzen Moment erklangen die Töne, militant und präzise, für ihn jedoch ohne jede Spur von Logik oder ästhetischer Konsequenz. Er war wie ein Amerikaner, der chinesischer Musik lauscht. Er goss sich ein Glas Gin ein und trank ihn pur, während er gleichzeitig versuchte, den Tönen zu folgen. Er wollte sich gerade hinsetzen, als es plötzlich an der Tür klopfte. Überrascht ließ er das Glas fallen. Es zersprang zu seinen Füßen. Zum ersten Mal im Leben rief er: »Was zum Teufel ist denn los?« *Wie menschlich war er geworden?*

Betty Jos verängstigte Stimme drang durch die Tür: »Es ist schon wieder Mr. Farnsworth, Tommy. Er hat darauf bestanden. Er hat gesagt, ich soll dich …«

Seine Stimme klang jetzt ruhiger, aber immer noch gereizt. »Sag ihm nein. Sag ihm, dass ich vor morgen früh nicht zu sprechen bin. Ich rede mit niemandem.«

Eine volle Minute herrschte Schweigen. Er starrte auf das zerbrochene Glas zu seinen Füßen und trat die größeren Scherben unter die Couch. Dann ertönte Betty Jos Stimme erneut: »Na gut, Tommy. Ich sag's ihm.« Pause. »Ruh dich aus, Tommy. Hörst du?«

»Ja, gut«, sagte er. »Ich ruhe mich aus.«

Er hörte, wie sich ihre Schritte von der Tür entfernten. Er trat zum Bücherregal. Er fand kein neues Glas. Er wollte schon nach Betty Jo rufen, dann aber griff er nach der fast vollen Flasche, schraubte den Deckel ab und begann zu trinken. Er schaltete den Haydn ab – wer konnte erwarten, dass er eine solche Musik verstand? – und suchte nach einer Sammlung mit Folk, alten Sklavensongs, Gullah-Musik. Wenigstens in den Texten dieser Songs war etwas, das er verstand.

Eine tiefe, müde Stimme tönte aus den Lautsprechern:

Every time I go Miss Lulu house
Old dog done bite me
Every time I go Miss Sally house
Bulldog done bite me ...

Er lächelte nachdenklich; die Worte des Songs schienen etwas in ihm anzusprechen. Er machte es sich mit der Flasche in der Hand auf der Couch gemütlich und fing an, über Nathan Bryce und die Unterhaltung, die sie am Nachmittag geführt hatten, nachzudenken.

Seit ihrer ersten Begegnung hatte er sich vorgestellt, dass Bryce einen Verdacht hatte; schon die Tatsache, dass der Chemiker auf ein Gespräch bestanden hatte, war eine Art von Fingerzeig. Er selbst hatte sich mithilfe umfassender Recherchen davon überzeugt, dass Bryce niemand anderen vertrat als sich selbst – dass er weder für das FBI arbeitete, wie es bei mindestens zwei anderen Arbeitern auf der Raketenbaustelle der Fall war, noch für eine andere staatliche Dienststelle. Doch falls Bryce, warum auch immer, dazu gekommen war, ihm und seinen Absichten zu misstrauen, wie es Farnsworth und vermutlich noch etliche andere taten, warum hatte er – Newton – sich dann bemüht, einen ganzen Nachmittag mit dem Mann zu verbringen? Und warum hatte er selbst ihm Hinweise gegeben, indem er über den Krieg und die Wiederkunft des Herrn sprach oder sich den Namen Rumpelstilzchen gab – jenes bösen kleinen Zwergs, der von nirgendwoher kam und Stroh zu Gold spann oder mit seinem unvorstellbaren Wissen das Leben der Prinzessin rettete, der Fremde, dessen eigentliche Absicht es war, das Kind der Prinzessin zu rauben? Die einzige

Möglichkeit, Rumpelstilzchens Identität aufzudecken, bestand darin, ihn bei seinem Namen zu nennen.

Sometime I feel like a motherless child;
Sometime I feel like a motherless child;
Glory, Hallelujah!

Und warum, dachte er plötzlich, hatte Rumpelstilzchen der Prinzessin die Chance gegeben, dem Handel zu entkommen? Warum hatte er ihr diese Frist von drei Tagen zugestanden, in der sie seinen Namen aufdecken sollte? War es schlicht übertriebene Zuversicht – denn wer hätte sich je einen solchen Namen vorstellen oder aussuchen sollen? Oder legte er es geradezu darauf an, entdeckt, gefasst und des Objekts seiner Hinterlist und Magie beraubt zu werden? Und was nun ihn betraf, Thomas Jerome Newton, dessen Magie und Hinterlist größer waren als die aller Verführer oder Kobolde aus den Märchen – und er hatte sie alle gelesen –, wollte er vielleicht selbst entdeckt und dingfest gemacht werden?

This man he come round to my door
He say he don't like me
He come; he standing at my door
He say he don't like me.

Tja, dachte Newton mit der Flasche in der Hand, aber warum wollte ich denn erkannt werden? Er starrte auf das Etikett der Flasche und fühlte sich sehr fremd und schwindlig. Abrupt brach die Musik ab. Es gab eine Pause, bis die nächste Kugel an ihren Platz gerollt war. Er nahm einen schockierend langen Schluck. Dann brach plötzlich ein ganzes Orchester aus den Lautsprechern und prallte dröhnend gegen seine Ohren.

Müde stand er auf und blinzelte. Er fühlte sich sehr schwach – es kam ihm vor, als wäre er seit jenem Tag im November, der jetzt schon so viele Jahre her war und an dem er sich ängstlich und allein auf einem kahlen Feld übergeben hatte, nicht mehr so schwach gewesen. Er trat zum Regal und stellte die Musik aus. Dann ging er hinüber zum Fernseher und schaltete ihn ein – ein Western, vielleicht.

Das große Bild des Reihers an der Wand gegenüber verblasste. Als es verschwunden war, erschien stattdessen der Kopf eines gutaussehenden Mannes mit dem aufgesetzt ernsten Blick eines Politikers, Wunderheilers oder Wanderpredigers. Die Lippen bewegten sich tonlos, die Augen waren starr.

Newton drehte die Lautstärke auf. Der Kopf bekam eine Stimme, die sagte: »… die Vereinigten Staaten als freie und unabhängige Nation, wir müssen die Lenden gürten wie Männer, mit der freien Welt hinter uns, und uns den Herausforderungen, den Hoffnungen und Ängsten der Welt stellen. Wir müssen uns daran erinnern, dass die Vereinigten Staaten, egal was nicht informierte Kreise sagen mögen, *keineswegs* eine zweitklassige Macht sind. Wir müssen daran denken, dass die Freiheit siegen wird, wir müssen …«

Plötzlich begriff Newton, dass der Mann, der da sprach, der Präsident der Vereinigten Staaten war und dass er den üblichen hoffnungslosen Schwulst verbreitete. Er drehte am Schalter. Eine Schlafzimmerszene erschien auf dem

Bildschirm. Ein Mann und eine Frau, beide in Pyjamas, gaben lahme, anzügliche Witze von sich. Erneut drehte er am Schalter, in der Hoffnung auf einen Western. Er mochte Western. Doch diesmal erwischte er ein Stück von der Regierung finanzierte Propaganda über amerikanische Tugenden und Stärken. Bilder von weißen Kirchen in New England, Landarbeitern – unweigerlich mit einem grinsenden Schwarzen in jeder Gruppe – und Ahornbäumen. Diese Filme waren in letzter Zeit immer häufiger geworden und wie viele populäre Zeitschriften immer deutlicher chauvinistisch – mehr als je zuvor der fantastischen Lüge verpflichtet, dass Amerika eine Nation von gottesfürchtigen Kleinstädten, leistungsfähigen Metropolen, gesunden Farmern, freundlichen Ärzten, verschlafenen Hausfrauen und wohltätigen Millionären sei.

»Mein Gott!«, sagte er laut. »Mein Gott, ihr feigen, hedonistischen Jammerlappen! Lügner! Chauvinisten! Idioten!«

Wieder drehte er am Schalter und stieß auf eine Nachtclubszene mit leiser Musik im Hintergrund. Er ließ sie laufen, betrachtete die Bewegung der Körper auf der Tanzfläche, Männer und Frauen, wie Pfauen herausgeputzt, die sich im Takt der Musik umarmten.

Und was bin ich selbst, dachte er, wenn nicht ein feiger, hedonistischer Jammerlappen? Er trank die Flasche aus und sah die Hand an, die sie hielt, die künstlichen Fingernägel, die wie durchsichtige Münzen im flackernden Licht des Bildschirms schimmerten. Er betrachtete sie mehrere Minuten, als sähe er sie gerade zum ersten Mal.

Dann stand er auf und ging schwankend zum Schrank. Er

nahm einen Kasten aus dem Regal, der etwa so groß wie ein Schuhkarton war. Die Innenseite des Schranks war mit einem mannshohen Spiegel ausgestattet. Einen Moment blieb sein Blick an der großen, schmalen Gestalt darin hängen. Dann ging er zurück zur Couch, stellte den Kasten vor sich auf den Marmortisch und nahm eine kleine Plastikflasche heraus. Auf dem Tisch stand ein leerer Aschenbecher aus chinesischem Porzellan; ein Geschenk von Farnsworth. Er füllte ihn bis zur Hälfte mit der Flüssigkeit, stellte die Flasche daneben und tauchte die Fingerspitzen beider Hände hinein, als wäre es eine Fingerschale. Nach etwa einer Minute zog er sie wieder heraus und schlug die Hände kräftig gegeneinander. Leise klimpernd fielen die Fingernägel auf die Marmorfläche. Jetzt waren die Fingerspitzen weich, die Enden biegsam und ein wenig wund.

Aus dem Fernseher erklang Jazzmusik, ein lauter, drängender Rhythmus.

Er stand auf, ging zur Tür und schloss sie ab. Dann kehrte er zu dem Kasten auf dem Tisch zurück, nahm ein Bällchen heraus, das aussah, als wäre es Watte, und tauchte es einen Augenblick in die Schale. Er bemerkte, dass seine Hände zitterten. Er wusste auch, dass er so betrunken war wie noch nie. Aber das reichte offensichtlich nicht.

Er trat zu dem Spiegel und hielt das feuchte Bällchen an beide Ohren, bis die synthetischen Ohrläppchen abfielen. Er knöpfte das Hemd auf und entfernte auf dieselbe Art die falschen Brustwarzen und Haare auf der Brust. Sie waren auf einem dünnen, porösen Film aufgebracht und ließen sich mühelos ablösen. Er sammelte alles ein und legte es auf den Marmortisch. Als er erneut zum Spiegel trat, fing er an, in seiner eigenen Sprache zu sprechen, erst leise, dann lauter, um den Jazz aus dem Fernseher zu übertönen. Er rezitierte ein Gedicht, dass er als Jugendlicher verfasst hatte. Es klang irgendwie falsch. Entweder war er zu betrunken oder er verlor allmählich die Fähigkeit, die antheanischen Zischlaute auszusprechen. Schwer atmend nahm er ein kleines, pinzettenartiges Instrument aus dem Kasten, stellte sich vor den Spiegel und entfernte vorsichtig die dünne, farbige Plastikmembran von beiden Augen. Noch immer bemüht, sein Gedicht aufzusagen, sah er in den Spiegel, mit Augen, deren Iriden sich jetzt vertikal öffneten, wie die einer Katze.

Eine Weile starrte er sich nur an, dann fing er an zu weinen. Es war kein Schluchzen, aber die Tränen rannen ihm aus den Augen über die schmalen Wangen – Tränen genau wie bei Menschen. Er weinte vor Verzweiflung.

Dann sagte er laut: »Wer bist du?« Und weiter: »Wo gehörst du hin?«

Sein eigener Körper sah ihn an, aber er erkannte ihn nicht wieder. Er war fremd und angsteinflößend.

Schließlich griff er nach einer neuen Flasche. Die Musik war verstummt. Ein Moderator sagte: »… Ballsaal des Seelbach Hotels im Zentrum von Louisville, live übertragen von Worldcolor – Filme und Entwickler, die für beste Qualität in der Fotografie stehen …«

Newton sah nicht auf den Bildschirm, sondern öffnete die Flasche. Die Stimme einer Frau verkündete: »Es gibt nichts Besseres, um die Erinnerungen der kommenden Feiertage festzuhalten, unserer traditionellen Familienfeste zu Thanksgiving und Weihnachten, als Worldcolor, bunt und lebendig …«

Und auf der Couch lag jetzt Thomas Jerome Newton und trank, die offene Ginflasche in den zitternden, nagellosen Händen, die glasigen katzenähnlichen Augen nervös an die Decke geheftet.

3

An einem Sonntagmorgen, fünf Tage nach seiner betrunkenen Unterhaltung mit Newton, versuchte Bryce, einen Krimi zu lesen. Er saß neben dem künstlichen Kaminfeuer seines kleinen Fertigbauwohnzimmers, trug nur seinen grünen Flanell-Schlafanzug und trank die dritte Tasse schwarzen Kaffee. Heute Morgen fühlte er sich besser als in letzter Zeit; seine Neugier bezüglich Newtons Herkunft plagte ihn nicht so sehr wie in den letzten Tagen. Die Frage beherrschte immer noch den größeren Teil seiner Gedanken, aber er hatte sich für eine Strategie entschieden – falls aufmerksames Warten überhaupt als Strategie bezeichnet werden konnte – und es geschafft, das Problem beiseitezuschieben, wenn nicht aus seinem Bewusstsein, so doch wenigstens aus der ständigen Beschäftigung damit. Der Krimi war angenehm langweilig, und draußen war es inzwischen bitterkalt. Hier neben dem Ersatzkamin war es ganz gemütlich; nichts erforderte seine Aufmerksamkeit. An der Wand links von ihm hing *Der Sturz des Ikarus*. Vor zwei Tagen hatte er das Bild aus der Küche umgehängt.

Er war etwa bei der Hälfte des Buches, als es plötzlich leise an der Haustür klopfte. Ein wenig gereizt stand er auf und fragte sich, wer zum Teufel ihn an einem Sonntagmorgen stören könnte. Seine Angestellten pflegten ein reges gesellschaftliches Treiben, dem er selbst rigoros aus dem Weg ging. Im Übrigen hatte er nur wenige Freunde. Jedenfalls keine, die er so gut kannte, dass sie an einem Sonntagmorgen vor dem Lunch bei ihm aufkreuzen würden. Er schnappte sich den Bademantel aus dem Schlafzimmer und öffnete die Tür.

Draußen im grauen Morgenlicht stand Newtons Haushälterin und zitterte in ihrer leichten Nylonjacke.

»Dr. Bryce?« Sie lächelte.

»Ja?« Er konnte sich nicht an ihren Namen erinnern, obwohl Newton ihn einmal in seiner Gegenwart genannt hatte. Eine Menge Gerüchte über Newton und diese Frau waren im Umlauf. »Kommen Sie rein und wärmen sich erst mal auf«, sagte er.

»Danke.« Hastig, aber auch ein wenig zaghaft trat sie ein und schloss die Tür hinter sich. »Mr. Newton hat mich geschickt.«

»Ach ja?« Er führte sie zu dem elektrischen Heizgerät. »Sie brauchen einen dickeren Mantel.«

War sie wirklich rot geworden oder war es nur die kalte Luft draußen? »Ich komme nicht so viel raus.«

Nachdem er ihr aus der Jacke geholfen hatte, beugte sie sich über das künstliche Feuer und rieb sich die Hände, um warm zu werden. Bryce setzte sich und beobachtete sie nachdenklich, während er wartete, dass sie auf den Grund ihres Besuchs zu sprechen kam. Sie sah nicht schlecht aus – volle Lippen, schwarzes Haar, ein bisschen füllig unter dem schlichten blauen Kleid. Sie war ungefähr in seinem Alter und kleidete sich wie er eher altmodisch. Ungeschminkt, aber mit den von der Kälte geröteten Wangen brauchte sie auch kein Make-up. Sie hatte schwere Brüste, wie die Bauersfrauen in russischen Propagandafilmen, und sie hätte den perfekten, überwältigenden »Mutter Erde«-Look, wären da nicht die scheuen, zurückhaltenden Augen und ihre provinzielle Art und Sprechweise. Unter den Dreiviertelärmeln des Kleids lugte ein leichter schwarzer Haarflaum hervor, weich und angenehm anzusehen. Das gefiel ihm genauso wie die Tatsache, dass sie ihre Augenbrauen nicht zupfte.

Plötzlich richtete sie sich wieder auf, lächelte ihm jetzt etwas entspannter zu und meinte dann: »Ein Holzfeuer ist das ja nicht gerade.«

Einen Moment lang verstand er nicht, was sie meinte. Dann deutete er mit dem Kinn auf das rotglühende Gitter des Heizofens: »Da haben Sie recht.« Und fuhr dann fort: »Wollen Sie sich nicht setzen?«

Sie nahm in einem Sessel gegenüber von ihm Platz, lehnte sich zurück und legte die Füße auf einen gepolsterten Hocker. »Es riecht auch nicht wie echtes Kaminfeuer.« Sie sah nachdenklich aus. »Ich bin auf einer Farm groß geworden und kann mich bis heute an die Holzfeuer am Morgen erinnern, wenn ich herumsprang und versuchte mich anzuziehen. Ich hab meine Kleider auf den Herd gelegt, um sie anzuwärmen, und mich mit dem Rücken zum Feuer gestellt, damit ich selbst warm wurde. Ich weiß noch ganz genau, wie das Feuer gerochen hat. Aber jetzt hab ich schon seit Gott weiß wie viel … seit zwanzig Jahren kein Holzfeuer mehr gerochen.«

»Ich auch nicht«, sagte er.

»Nichts riecht mehr so gut wie früher«, fuhr sie fort.

»Nicht mal der Kaffee, so wie man ihn heutzutage macht. Die meisten Dinge riechen nach gar nichts mehr.«

»Möchten Sie einen? Kaffee, meine ich.«

»Klar«, antwortete sie. »Soll ich welchen machen?«

»Ich bringe ihn«, sagte er und trank seine Tasse aus. »Ich wollte sowieso gerade frischen holen.«

Er ging in die Küche und bereitete zwei Tassen mit Kaffeekapseln zu. Es war praktisch das Einzige, was man dieser Tage kaufen konnte, seit das Land seine Beziehungen zu Brasilien abgebrochen hatte. Er stellte die Tassen auf ein Tablett, und sie lächelte dankbar zu ihm auf, als sie ihre herunternahm. Sie wirkte ganz zufrieden, wie ein gutmütiger alter Hund – der sich in seiner Bequemlichkeit weder von Stolz noch Philosophie stören lässt.

Er setzte sich wieder und nahm einen Schluck. »Sie haben recht«, sagte er. »Nichts riecht mehr so wie früher. Aber vielleicht sind wir auch zu alt, um uns genauer zu erinnern.«

Sie lächelte weiter. Dann sagte sie: »Er möchte wissen, ob Sie mit ihm nach Chicago fliegen wollen. Nächsten Monat.«

»Mr. Newton?«

»Hmm-mm. Es geht um eine Tagung. Er sagte, Sie wüssten wahrscheinlich schon Bescheid.«

»Eine Tagung?« Nachdenklich trank er seinen Kaffee. »Ach, richtig. Das Chemotechnische Institut. Warum will er da hin?«

»Keine Ahnung«, gab sie zurück. »Er hat gesagt, wenn Sie mitwollten, würde er heute Nachmittag vorbeikommen und es mit Ihnen besprechen. Sie arbeiten doch nicht, oder?«

»Nein«, sagte er. »Sonntags arbeite ich nicht.« Er hatte seinen gleichmütigen Tonfall nicht verändert, aber seine Gedanken rasten jetzt. Das war die Gelegenheit, sie fiel ihm geradezu in den Schoß. Zwei Tage zuvor hatte er einen vagen Plan geschmiedet, und wenn Newton tatsächlich bei ihm vorbeischauen wollte … »Ich würde mich sehr gern mit ihm darüber unterhalten.« Und dann: »Hat er gesagt, wann er kommen will?«

»Nein.« Sie trank den Kaffee aus und stellte die Tasse auf den Boden neben den Sessel. Sieht ganz so aus, als fühlte sie sich hier zu Hause, dachte er, aber es störte ihn nicht. Es war echte Ungezwungenheit, nicht die aufgesetzte Lässigkeit, die Männer wie Professor Canutti und seine Kollegen mit Bürstenhaarschnitt in Iowa an den Tag legten.

»Er redet überhaupt sehr wenig in letzter Zeit.« Ihre Stimme klang ein wenig angespannt, als sie das sagte. »Tatsächlich bekomme ich ihn kaum noch zu Gesicht.« Ein Hauch von Bitterkeit schwang in ihrer Stimme mit, und Bryce fragte sich, was möglicherweise zwischen ihnen ablief. Und dann fiel ihm ein, dass ihre Anwesenheit ja auch eine Chance war – eine, die sich ihm vielleicht nie wieder bieten würde.

»Ist er vielleicht krank?« *Wenn er sie zum Reden bringen könnte …*

»Nicht, dass ich wüsste. Er ist komisch. Er hat seine Launen.« Sie starrte auf das glühende Ersatzfeuer vor sich und sah Bryce nicht an. »Manchmal redet er mit diesem Franzosen, Brinnarde heißt er, und manchmal mit mir. Manchmal sitzt er auch bloß in seinem Zimmer. Tagelang. Oder er trinkt, aber man merkt es ihm kaum an.«

»Was macht Brinnarde eigentlich? Welche Aufgaben hat er?«

»Keine Ahnung.« Sie sah ihn flüchtig an und blickte dann wieder auf das falsche Kaminfeuer. »Ich glaube, er ist sein Leibwächter.« Wieder sah sie zu ihm auf, ihr Ausdruck war jetzt besorgt, nervös. »Wissen Sie, Mister Bryce, er trägt eine Waffe bei sich. Und achten Sie mal darauf, wie er sich bewegt. Er ist schnell.« Sie schüttelte den Kopf, fast mütterlich. »Ich trau ihm nicht über den Weg, und ich glaube, Mr. Newton sollte es auch nicht tun.«

»Viele reiche Männer haben Leibwächter. Außerdem ist Brinnarde doch auch so was wie ein Sekretär, oder?«

Sie lachte kurz und trocken auf. »Mr. Newton schreibt keine Briefe.«

»Nein, vermutlich nicht.«

Dann sagte sie, den Blick immer noch auf das künstliche Feuer gerichtet, mit leiser Stimme: »Könnte ich wohl einen kleinen Drink haben, bitte?«

»Na klar.« Er sprang auf, fast überhastet. »Gin?«

Sie sah zu ihm auf. »Ja, bitte. Gin.« Sie hatte etwas Trauriges an sich, und mit einem Mal wurde Bryce bewusst, dass sie sehr einsam sein musste. Es gab praktisch niemanden, mit dem sie sich unterhalten konnte. Sie tat ihm leid – eine verlorene, anachronistische Landpomeranze –, doch gleichzeitig wuchs seine Erregung angesichts der Erkenntnis, dass sie das perfekte Opfer war, dem er Informationen aus der Nase ziehen konnte. Er könnte sie mit ein bisschen Gin ködern, sie eine Weile auf das Feuer schauen lassen und warten, dass sie redete. Er lächelte innerlich und kam sich vor wie Machiavelli.

Als er die Flasche aus dem Regal über der Küchenspüle nahm, sagte sie vom Wohnzimmer aus: »Würden Sie bitte ein bisschen Zucker reintun?«

»Zucker?« Ziemlich ausgefallen.

»Ja. Etwa drei Löffel.«

»Okay«, sagte er kopfschüttelnd. Und dann: »Ich habe Ihren Namen vergessen.«

Ihre Stimme klang noch immer angespannt – als versuchte sie, ein Zittern oder gar Tränen zurückzuhalten. »Ich heiße Betty Jo. Betty Jo Mosher.«

In ihrer Art zu antworten schwang eine gedämpfte Würde mit, sodass er sich schämte, ihren Namen vergessen zu haben. Er löffelte den Zucker in ein Glas, füllte es mit Gin auf und schämte sich noch mehr bei dem Gedanken an seinen Plan – sie zu benutzen. »Sind Sie in Kentucky aufgewachsen?«, fragte er so höflich wie möglich. Er goss das Glas fast voll und fing an zu rühren.

»Ja, ich bin aus Irvine. Ungefähr sieben Meilen von Irvine entfernt. Das ist nördlich von hier.«

Er brachte das Glas ins Wohnzimmer, und sie nahm es dankbar entgegen, aber auch mit dem Versuch, sich zurückzuhalten, was einerseits rührend, andererseits lächerlich war. Er fing an, diese Frau sympathisch zu finden. »Leben Ihre Eltern noch?« Dann fiel ihm ein, dass er sie über Newton ausfragen wollte, nicht sie selbst. Warum schweiften seine Gedanken immer von dem eigentlichen, dem entscheidenden Punkt ab?

»Meine Mutter ist tot.« Sie nahm einen Schluck Gin, rollte ihn abschätzend im Mund hin und her, schluckte und kniff die Augen zusammen. »Ich liebe Gin«, sagte sie.

»Daddy hat der Regierung die Farm verkauft, für eine … eine hydro…«

»Eine hydroponische Anlage?«

»Genau. Wo man diese grässlichen Nahrungsmittel in Containern anbaut. Wie auch immer, Daddy lebt heute von der Stütze – oben in Chicago in einer Sozialwohnung – genau wie ich in Louisville, bevor ich Tommy kennenlernte.«

»Tommy?«

Sie lächelte kurz. »Mr. Newton. Ich nenn ihn manchmal so. Früher dachte ich, dass es ihm gefällt.«

Bryce holte tief Luft und wandte den Blick von ihr ab. »Wie haben Sie ihn eigentlich kennengelernt?«

Sie nippte erneut an dem Gin und kostete ihn genießerisch aus. Dann lachte sie leise. »In einem Aufzug. Ich fuhr nach oben, das war in Louisville, um meine Stütze abzuholen, und Tommy war auch da drin. Meine Güte, sah er seltsam aus! Ich hab's gleich gemerkt. Und dann hat er sich in diesem Aufzug das Bein gebrochen.«

»Das Bein gebrochen?«

»Genau. Klingt furchtbar komisch, aber genauso war's. Der Aufzug war vermutlich zu viel für ihn. Wenn Sie wüssten, wie leicht er ist …«

»Leicht?«

»Mein Gott, ja, er ist ein Federgewicht! Sie könnten ihn mit einer Hand hochheben. Seine Knochen sind nicht kräftiger als die eines Vogels. Er ist ein sonderbarer Kerl, das können Sie mir glauben. Gott ja, er ist sehr nett, sehr klug und reich und furchtbar geduldig. Aber, Mr. Bryce …«

»Ja?«

»Ich glaube, er ist krank, Mr. Bryce, schwer krank. Ich

meine, körperlich – mein Gott, Sie können sich nicht vorstellen, wie viele Tabletten er schluckt! – Und außerdem glaube ich, dass er auch … seelische Probleme hat. Ich würde ihm gern helfen, aber ich weiß nie, wo ich anfangen soll. Und er würde nie im Leben einen Arzt in seine Nähe lassen.«

Sie leerte ihr Glas und beugte sich vor, als wollte sie ihm etwas Vertrauliches erzählen, doch ihr Gesicht war traurig – und die Traurigkeit war zu echt, um ein Vorwand für Klatsch und Tratsch zu sein. »Ich glaube, dass er nie schläft, Mr. Bryce. Ich bin jetzt fast ein Jahr bei ihm, aber ich hab ihn noch nie schlafen sehen. Das ist doch unnatürlich.«

Bryces Verstand öffnete sich wie ein Objektiv. Ein kalter Schauer lief ihm vom Nacken aus über die Schultern und das Rückgrat hinab.

»Möchten Sie noch einen Drink?«, fragte er und setzte dann mit einem lachenden und einem weinenden Auge hinzu: »Ich nehme auch einen …«

Sie trank noch zwei Gin, bevor sie ging. Viel mehr erzählte sie ihm nicht über Mr. Newton – wahrscheinlich, weil er sie nicht mehr fragen wollte; es war nicht nötig. Doch als sie aufstand (kein bisschen schwankend, denn sie konnte Alkohol genauso gut wegstecken wie ein Seemann) und ihre Jacke anzog, sagte sie: »Ich bin nur eine dumme, ungebildete Frau, Mr. Bryce, aber es hat mir wirklich gut getan, mich mit Ihnen zu unterhalten.«

»Es war mir ein Vergnügen«, gab er zurück. »Bitte kommen Sie jederzeit wieder, wenn Sie mögen.«

Sie sah ihn mit zusammengekniffenen Augen an. »Darf ich?«

Er hatte es nicht wörtlich gemeint, doch jetzt sagte er: »Ich würde mich freuen« und meinte es tatsächlich ernst. »Ich habe auch nicht viele Menschen, mit denen ich mich unterhalten kann.«

»Danke«, sagte sie und setzte, als sie in den Wintermittag hinaustrat, noch hinzu: »Damit sind wir schon drei, was …?«

Er wusste nicht, wie viel Zeit ihm blieb, bis Newton bei ihm auftauchen würde, doch war ihm klar, dass er schnell handeln musste, wenn er rechtzeitig fertig sein wollte. Er war furchtbar aufgeregt und nervös, und während er sich hastig ankleidete, sprach er die ganze Zeit mit sich selbst: »Es kann nicht Massachusetts sein, es muss der Mars sein. Es muss der Mars sein …« Wollte er es vielleicht so?

Als er fertig war, schlüpfte er in seinen Mantel und ging ins Labor, nur fünf Minuten entfernt. Inzwischen hatte es angefangen zu schneien, und die Kälte lenkte seine Aufmerksamkeit für kurze Zeit von den Gedanken ab, die ihm durch den Kopf wirbelten, dem Rätsel, das er jetzt ein für alle Mal lösen würde, wenn er den Apparat richtig und rechtzeitig aufbauen konnte.

Drei seiner Assistenten waren im Labor beschäftigt. Ungeduldig wechselte er ein paar Worte mit ihnen, ohne auf die Kommentare zum Wetter einzugehen. Er spürte ihre Neugier, als er anfing, den kleinen Apparat im Metallprüfungslabor abzubauen – das Gerät, das sie zur Röntgenanalyse einsetzten –, tat aber so, als bemerkte er ihre hochgezogenen Brauen nicht. Es dauerte nicht lange; er musste nur die Schrauben lösen, mit denen die Kamera und der leichte Kathodenstrahlgenerator in der Halterung befestigt waren.

Er konnte sie problemlos allein tragen. Nachdem er sich vergewissert hatte, dass die Kamera geladen war – geladen mit W. E. Corp. High-Speed-Röntgenfilm –, machte er sich wieder auf den Weg, die Kamera in einer und die Kathodenstrahlausrüstung in der anderen Hand. Doch bevor er die Tür hinter sich schloss, sagte er zu den anderen: »Nehmt euch heute Nachmittag ruhig frei, okay?«

Sie wirkten ein wenig verblüfft, doch dann sagte einer: »Okay, alles klar, Dr. Bryce« und warf den anderen einen Blick zu.

»Prima.« Er schloss die Tür und ging.

In der Wand neben dem falschen Kamin in Dr. Bryces Wohnzimmer befand sich ein Belüftungsschacht der Klimaanlage, die jetzt nicht benutzt wurde. Nach zwanzig Minuten Arbeit und diversen Flüchen hatte er es geschafft, die Kamera mit weit geöffnetem Verschluss hinter dem Gitter zu installieren. Zum Glück war der W. E.-Film wie so viele von Newtons Patenten ein großer technischer Fortschritt gegenüber seinen Vorgängern, sodass er auf sichtbares Licht nicht reagierte. Nur Röntgenstrahlen konnten ihn belichten.

Die Röhre im Generator war ebenfalls ein Produkt der W. E. Corp.; sie funktionierte wie ein Stroboskop und erzeugte für Bruchteile einer Sekunde konzentrierte Röntgenstrahlemissionen – extrem gut geeignet für Hochgeschwindigkeits-Vibrationsstudien. Noch nützlicher aber würde sie es vielleicht für das sein, was Bryce jetzt vorhatte. Er installierte den Generator im Brotkasten in der Küche und richtete ihn durch die Wand auf die Kamera mit offener Blende. Dann führte er das Elektrokabel vom Brotkasten zur Steckdose über der Spüle. Er ließ den Kasten ein Stück offen, damit er mit einer Hand hineingreifen und den Schalter an der Seite des kleinen Transformators betätigen konnte, um die Röhre mit Strom zu versorgen.

Schließlich ging er zurück ins Wohnzimmer. Er schob seinen bequemsten Sessel genau zwischen die Kamera und die Kathodenstrahlröhre, setzte sich in einen anderen Sessel und wartete auf Thomas Jerome Newton.

4

Es dauerte eine ganze Weile. Bryce bekam Hunger, versuchte, ein Sandwich zu essen, brachte es aber nicht herunter. Er tigerte im Flur auf und ab, griff erneut nach seinem Krimi, konnte sich jedoch nicht auf die Lektüre konzentrieren. Alle paar Minuten ging er in die Küche und überprüfte die Position der Kathodenstrahlröhre im Brotkasten. Einmal stellte er aus einem Impuls heraus den Schalter auf »ON«, um sich zu vergewissern, dass das Instrument einwandfrei funktionierte. Er wartete, bis es sich aufgeheizt hatte, und drückte dann auf den Knopf, der den unsichtbaren Blitz auslöste – den, der durch die Wand, durch den Sessel, durch das Objektiv der Kamera dringen und den Film in der Kassette im hinteren Teil der Kamera belichten würde. Und gleich danach verfluchte er sich still, aber heftig, weil er mit seiner blödsinnigen Spielerei den Film unbrauchbar gemacht hatte.

Er brauchte zwanzig Minuten, um das Gitter erneut von dem Belüftungsschacht zu entfernen und die Kamera herauszunehmen. Dann musste er den Film herausnehmen – er hatte jetzt die bräunliche Färbung, die anzeigte, dass er korrekt belichtet worden war – und ihn gegen einen neuen Streifen aus dem Magazin austauschen. Schweißgebadet vor Angst, Newton könnte jeden Moment an die Tür klopfen, schob er die Kamera wieder in den Belüftungsschacht, überprüfte das Objektiv, richtete die Kamera zittrig, aber genau auf den Sessel und setzte das Gitter wieder ein. Zum Schluss überzeugte er sich noch, dass sich die Linse auf Höhe einer Lücke im Gitter befand, damit kein Metall die Aufnahme verdarb.

Er hatte die Ärmel hochgekrempelt und wusch sich die Hände, als es an der Haustür klopfte. Er musste sich zwingen, langsam zu gehen, das Handtuch noch in der Hand, um die Tür zu öffnen.

T. J. Newton stand mit Sonnenbrille und in einer leichten Jacke vor ihm im Schnee. Er lächelte schwach, fast ein bisschen spöttisch, und schien anders als Betty Jo kein bisschen zu frieren. Der Mars, dachte Bryce, als er ihn eintreten ließ, der Mars ist ein kalter Planet.

»Guten Tag«, sagte Newton. »Ich hoffe, ich störe nicht.«

Bryce versuchte, seine Stimme zu beherrschen, und war erstaunt, wie gut es ihm gelang. »Überhaupt nicht. Ich hatte ohnehin nichts Besonderes vor. Wollen Sie nicht Platz nehmen?« Er deutete auf den Sessel vor dem Belüftungsschacht und dachte dabei an Damokles, an den Thron unter dem Schwert.

»Nein«, sagte Newton. »Vielen Dank, aber ich habe schon den ganzen Vormittag gesessen.« Er zog seine Jacke aus und legte sie über die Rückenlehne des Sessels. Wie immer trug er darunter ein kurzärmliges Hemd. Unter den abstehenden Hemdsärmeln wirkten die Arme spindeldürr.

»Ich hole Ihnen etwas zu trinken.« Mit einem Drink in der Hand würde er sich vielleicht doch hinsetzen.

»Nein danke. Ich bin gerade … abstinent.« Newton ging

zu der Wand gegenüber und studierte Bryces Bild. Einen Moment stand er schweigend davor, während Bryce sich in seinen Sessel setzte. Dann sagte er: »Ein schönes Bild, Dr. Bryce. Es ist ein Bruegel, nicht wahr?«

»Ja.« Natürlich war es ein Bruegel. Jedes Kind würde wissen, dass es ein Bruegel war. Warum setzte sich Newton nicht hin? Bryce fing an, seine Knöchel knacken zu lassen, hörte aber rasch wieder auf. Newton strich sich abwesend ein paar geschmolzene Schneeflocken vom Haar. Wäre er noch etwas größer gewesen, hätten seine Knöchel die Decke berührt.

»Wie heißt es?«, fragte Newton. »Das Gemälde, meine ich.«

Newton hätte das eigentlich wissen müssen; das Bild war berühmt genug.

»Es heißt *Der Sturz des Ikarus*. Es zeigt Ikarus im Wasser.«

Newton betrachtete es weiter. »Es ist sehr schön«, sagte er. »Und die Landschaft hat viel Ähnlichkeit mit unserer hier. Die Berge, der Schnee, und das Wasser.« Er wandte sich um und sah jetzt Bryce an. »Aber auf dem Feld pflügt natürlich jemand den Acker, und die Sonne steht tiefer. Es muss später am Tag sein.«

Gereizt, und immer noch nervös, klang Bryces Stimme scharf. »Warum nicht früher?«, fragte er.

Newtons Lächeln war sehr eigentümlich. Seine Augen schienen sich auf etwas zu konzentrieren, das weit weg war. »Morgen kann es doch nicht sein, oder?«

Bryce gab keine Antwort. Aber natürlich hatte Newton recht. Die Sonne stand mittags am höchsten, und das war die Stunde, in der Ikarus stürzte. Er musste einen weiten Weg gefallen sein. Auf dem Bild stand die Sonne auf halbem Weg zum Horizont, und Ikarus, dessen Bein noch bis zum Knie aus dem Wasser ragte – dem Wasser, in dem er gleich aufgrund seiner Vermessenheit ertrinken würde –, wurde im Moment des Aufpralls gezeigt. Er musste also seit Mittag gefallen sein.

Newton unterbrach seine Berechnungen. »Betty Jo hat gesagt, dass Sie mich nach Chicago begleiten wollen.«

»Ja. Aber verraten Sie mir, warum Sie dort hinwollen.«

Newton machte eine Geste, die sehr seltsam für ihn schien: Er zuckte die Achseln und drehte die Handflächen nach oben. Das musste er sich von Brinnarde abgeguckt haben. Dann sagte er: »Oh, ich brauche noch ein paar Chemiker. Ich dachte, es wäre eine gute Möglichkeit, welche einzustellen.«

»Und ich?«

»Sie sind Chemiker. Besser gesagt, Chemieingenieur.«

Bryce zögerte, eher er antwortete. Was er sagen würde, war unhöflich, doch Newton schien Offenheit nicht übelzunehmen. »Sie haben jede Menge Angestellte, Mr. Newton«, sagte er. Dann zwang er sich zu einem Lachen. »Ich musste mich durch eine ganze Armee von ihnen kämpfen, bevor ich in der Lage war, Ihnen persönlich zu begegnen.«

»Ja«, sagte Newton. Er wandte sich um und warf einen kurzen Blick auf das Bild, dann sagte er. »Vielleicht will ich ja in Wahrheit … bloß ausspannen. Etwas Neues sehen.«

»Waren Sie noch nie in Chicago?«

»Nein, ich fürchte, ich bin so etwas wie ein Einsiedler auf dieser Welt.«

Bryce wäre bei dieser Bemerkung beinahe errötet. Er drehte sich zu dem künstlichen Kaminfeuer um und sagte: »Chicago zur Weihnachtszeit ist nicht gerade der beste Ort der Welt, um auszuspannen.«

»Eigentlich habe ich nichts gegen die Kälte im Winter«, sagte Newton. »Und Sie?«

Bryce lachte nervös. »Ich bin nicht so immun dagegen, wie Sie es anscheinend sind. Aber ich kann sie aushalten.«

»Gut.« Newton trat zum Sessel, griff nach der Jacke und fing an, sie anzuziehen. »Freut mich, dass Sie mitkommen wollen.«

Als er sah, wie der Mann – war er wirklich ein Mann? – Anstalten machte, zu gehen, bekam Bryce Panik. Vielleicht würde er diese Chance nie wieder bekommen. »Eine Sekunde noch«, sagte er lahm. »Ich mache … ich hole mir nur eben einen Drink.«

Newton gab keine Antwort. Bryce ging hinüber in die Küche. An der Tür wandte er sich um, weil er sehen wollte, ob Newton noch hinter dem Sessel stand, und stellte frustriert fest, dass er inzwischen wieder vor dem Bild stand und es mit ernster Miene betrachtete. Dabei beugte er sich ein wenig vor, weil sein Kopf das Bild um mindestens dreißig Zentimeter überragte.

Bryce schenkte sich einen doppelten Whiskey ein und füllte das Glas mit Wasser aus dem Hahn. Er mochte kein Eis in seinen Drinks. Noch am Spülbecken stehend nahm er einen Schluck und verfluchte insgeheim sein Pech – das Newton auf die Idee gebracht hatte, stehen zu bleiben.

Doch als er ins Wohnzimmer zurückkehrte, sah er, dass Newton inzwischen Platz genommen hatte.

Zudem hatte er den Kopf so gedreht, dass er Bryce sehen konnte. »Ich dachte, es ist besser, wenn ich noch einen Moment bleibe«, sagte er. »Dann können wir unsere Pläne diskutieren.«

»Gern«, gab Bryce zurück. »Das sollten wir tatsächlich tun.« Eine Sekunde stand er wie angewurzelt da, dann sagte er hastig: »Ich ... ich habe das Eis vergessen. Für meinen Drink. Entschuldigen Sie.« Damit kehrte er noch einmal in die Küche zurück.

Seine Hand zitterte, als er sie in den Brotkasten steckte und den Schalter anknipste. Während sich das Ding erhitzte, ging er zum Kühlschrank und nahm Eis aus dem Kühler. Zum ersten Mal im Leben war er dankbar für die verbesserte Technologie; Gott sei Dank war es nicht mehr nötig, sich mit den in entsprechenden Schalen festgefrorenen Eisstückchen herumzuschlagen. Er warf zwei Eisstücke in sein Glas und bespritzte dabei sein Hemd mit Scotch. Dann ging er zurück zum Brotkasten, holte tief Luft und drückte auf den Knopf.

Es folgte ein kurzes, fast unhörbares Summen, dann Stille.

Er knipste den Schalter wieder aus und ging zurück ins Wohnzimmer. Newton saß immer noch im Sessel und starrte jetzt auf das künstliche Feuer. Eine Zeit lang konnte Bryce kaum den Blick vom Belüftungsschacht abwenden, hinter dessen Gitter die Kamera stand, jetzt mit einem belichteten Film.

Er schüttelte den Kopf, in dem Versuch, seine Anspannung loszuwerden. Es wäre geradezu lächerlich, sich jetzt, da es passiert war, zu verraten. Und gleichzeitig wurde ihm klar, dass er sich selbst vorkam wie ein Verräter – wie ein Mann, der einen Freund hintergangen hatte.

»Ich gehe davon aus, dass wir fliegen«, sagte Newton.

Bryce konnte nicht anders. »Wie Ikarus?«, meinte er.

Newton lachte. »Eher wie Daedalus, hoffe ich. Ich bin nicht scharf drauf, zu ertrinken.«

Jetzt war Bryce derjenige, der aufstand. Er hielt es nicht aus, im Sessel zu sitzen und gezwungen zu sein, Newton anzusehen.

»Ja. Ich dachte, wir könnten am Weihnachtsmorgen aufbrechen. Das heißt, wenn Brinnarde es schafft, am Flughafen von Chicago einen Landeplatz für uns zu arrangieren. Wahrscheinlich muss man mit einem ziemlichen Gedränge rechnen.«

Bryce trank seinen Scotch schneller, als er es sonst gewohnt war. »Nicht unbedingt an Weihnachten selbst«, sagte er. »Vorher und nachher ist es schlimmer.« Dann fragte er, ohne selbst zu wissen, warum: »Kommt Betty Jo auch mit?«

Newton zögerte. »Nein«, sagte er dann. »Nur wir beide.«

Bryce kam sich ein bisschen absurd vor – so wie neulich, als sie am See zusammen Gin getrunken und sich unterhalten hatten. »Wird sie Sie nicht vermissen?«, fragte er. Das ging ihn natürlich gar nichts an.

»Ich denke schon.« Newton schien ihm die Frage nicht übel zu nehmen. »Na ja, vermutlich werde ich sie auch vermissen, Dr. Bryce. Aber sie kommt nicht mit.« Stumm betrachtete er noch einen Augenblick das Feuer. »Könnten Sie am Weihnachtsmorgen um acht Uhr bereit sein? Ich schicke Brinnarde, um Sie abzuholen. Vor dem Haus, wenn Sie wollen.«

»Sehr gut.« Bryce legte den Kopf in den Nacken und leerte das Glas in einem Zug. »Wie lange werden wir bleiben?«

»Mindestens zwei oder drei Tage.« Newton stand auf und griff erneut nach seiner Jacke. Eine Woge der Erleichterung rollte über Bryce hinweg; allmählich hatte er das Gefühl, sich nicht länger beherrschen zu können. Der Film …

»Vermutlich brauchen Sie ein paar saubere Hemden«, sagte Newton. »Ich übernehme die Kosten.«

»Warum nicht?«, lachte Bryce, ein wenig nervös. »Sie sind Millionär.«

»Genau.« Newton schloss den Reißverschluss seiner Jacke. Bryce saß noch, und als er aufsah, sah er Newton, sonnengebräunt und schlank, wie eine Statue über sich aufragen. »Ganz genau. Ich bin Millionär.«

Dann machte er sich auf den Weg, zog an der Tür kurz den Kopf ein und trat leichtfüßig hinaus in den Schnee.

Mit vor Aufregung zitternden Fingern und einem daraus rührenden Gefühl von Scham öffnete Bryce das Gitter des Belüftungsschachts, griff nach der Kamera und legte sie auf die Couch, um den Film herauszunehmen. Dann zog er seinen Mantel an, steckte den Film vorsichtig in die Tasche und ging eilig durch das mittlerweile dichte Schneetreiben zum Labor. Er musste sich beinahe daran hindern, zu rennen.

Das Labor war leer – Gott sei Dank hatte er am Mittag seine Assistenten verscheucht! Er ging geradewegs in den Entwicklungs- und Projektionsraum, ohne die Heizung aufzudrehen, obwohl es hier drinnen ziemlich kühl war. Er behielt einfach den Mantel an.

Als er das Negativ aus dem Gasentwicklungsbehälter nahm, zitterten seine Hände so sehr, dass es ihm fast unmöglich war, den Film in die Maschine einzuführen. Aber irgendwie schaffte er es.

Er schaltete den Projektor ein und blickte auf die Leinwand am anderen Ende des Saals. Seine Hände hörten auf zu zittern; sein Atem stockte. Eine volle Minute betrachtete er das Bild. Dann machte er auf dem Absatz kehrt und ging aus dem Projektionsraum in das eigentliche Labor – den riesigen, langen Raum, der jetzt leer und eiskalt war. Er pfiff durch die Zähne, und aus irgendeinem Grund war es der Song *If you knew Susie, like I know Susie …*

Hier, allein in seinem Labor, fing er an zu lachen, laut, aber besänftigt. »Ja«, sagte er, und das Wort hallte ein wenig hohl von der Wand am Ende des Labors über das Reagenzglasgestell, die Bunsenbrenner, die Glasbehälter, Schmelztiegel und Brennöfen bis zu ihm zurück. »Ja«, sagte er. »Ja, Sir Rumpelstilzchen.«

Ehe er den Film aus dem Projektor nahm, sah er sich noch einmal das Bild auf der Leinwand an – umrahmt von den schwachen Konturen eines Sessels die Konturen einer unmöglichen Knochenstruktur in einem unmöglichen Körper – kein Brustbein, kein Steißbein, keine freien Rippen, knorplige, feine Halswirbel, winzige, spitze Schulterblätter, miteinander verschmolzene zweite und dritte Rippen. Mein Gott, dachte er. Mein Gott. Uranus, Jupiter, Neptun oder Mars. Mein Gott!

Und unten, in einer Ecke des Negativs, las er die kleine, kaum lesbare Angabe: W. E. Corp. Und ihre Bedeutung, die ihm bekannt war, seit er sich vor mehr als einem Jahr zum ersten Mal nach der Quelle des Farbfilms erkundigt hatte, kehrte jetzt mit einer erschreckenden Vielfalt von Implikationen zurück: World Enterprises Corporation.

5

Während des Fluges wechselten sie kaum ein Wort. Bryce versuchte, ein paar Studien über metallurgische Forschungsarbeiten zu lesen, war aber zu ruhelos und ertappte sich dabei, dass seine Gedanken immer wieder abschweiften. Ab und zu blickte er hinüber zu Newton, der ihm ruhig gegenübersaß, ein Glas Wasser in der einen, ein Buch in der anderen Hand, »Die Gesammelten Gedichte von Wallace Stevens«. Newtons Ausdruck war gelassen, er schien ganz in seine Lektüre vertieft. Die Wände der kleinen Lounge waren mit farbigen Abbildungen von Wasservögeln geschmückt – Kranichen, Flamingos, Reihern, Enten. Als er das erste Mal an Bord des Flugzeugs gewesen war, auf der Reise zur Projektanlage, hatte Bryce die geschmackvolle Auswahl bewundert; jetzt machte sie ihn nervös, kam ihm beinahe unheimlich vor. Newton trank sein Wasser, blätterte die Seiten um und lächelte Bryce ein- oder zweimal zu, sagte aber nichts. Durch ein kleines Fenster hinter Newton sah Bryce ein quadratisches Stück schmutzig-grauen Himmel.

Nach etwas weniger als einer Stunde hatten sie Chicago erreicht und brauchten noch einmal zehn Minuten für die Landung. Dann stiegen sie aus, in ein Durcheinander von gefrorenem, schmutzig-glasigem Schnee, undefinierbaren grauen Fahrzeugen und Unmengen von entschlossenen Menschen. Der Wind peitschte ihm ins Gesicht wie ein Sack voller kleiner Nadeln. Er zog den Schal übers Kinn, schlug den Mantelkragen hoch und drückte sich den Hut tiefer in die Stirn. Dabei warf er einen Blick auf Newton. Selbst der schien vom kalten Wind betroffen, denn er schreckte ein wenig zurück und steckte die Hände in die Jackentaschen. Bryce trug einen schweren Mantel, Newton nur einen wollenen Tweed-Anzug. Es war seltsam, ihn so gekleidet zu sehen. Ich frage mich, wie er mit Hut aussehen würde, dachte Bryce. Vielleicht sollte ein Marsmensch eine Melone tragen.

Ein stumpfnasiger Schlepper zog ihren Flieger von der Landebahn. Der elegante kleine Jet wirkte mürrisch, als hielte er es für eine bittere Schmach, am Boden zu sein statt in seinem Element. Irgendwer rief irgendwem »Fröhliche Weihnachten!« zu, und Bryce wurde überrascht klar, dass es tatsächlich Weihnachten war. Newton überholte ihn geistesabwesend, und er ging hinter ihm her, langsam und vorsichtig angesichts der Eisflächen und Krater, die sich wie schmutzig-grauer Fels unter seinen Füßen anfühlten – wie eine Mondlandschaft.

Im Terminal war es heiß, stickig, laut und voll. In der Mitte des Wartesaals erhob sich ein gigantischer, rotierender Weihnachtsbaum aus Kunststoff, bedeckt mit künstlichem Schnee, künstlichen Eiszapfen und grässlich blinkenden Lichtern. *White Christmas*, gesungen von einem unsichtbaren Chor zuckersüßer Stimmen, begleitet von Glocken und Elektroorgel, erhob sich in unregelmäßigen Abständen über das Stimmengewirr: *»I'm dream-ing of a* *white Chriss-mass …«* Das schöne alte Weihnachtslied. Aus versteckten Öffnungen drang Tannennadelduft in die Halle, besser gesagt, Tannennadelöl, wie in öffentlichen Toiletten. Grell aufgemachte Frauen in Pelzmänteln standen in Grüppchen zusammen; Männer eilten zielbewusst durch die Halle, mit Aktentaschen, Paketen und Kameras beladen. Ein betrunkener Mann mit fleckigem Gesicht lag zusammengesunken in einem Kunstledersessel. Unweit von Bryce entfernt sagte ein Kind zu einem anderen: »Bist du selber!« Die Antwort darauf konnte er nicht hören. *»May your day be merry and bright, and may all your Chriss-masss-esss be whiiiite!«*

»Unser Wagen müsste vor dem Gebäude warten«, sagte Newton. Seine Stimme klang gequält.

Bryce nickte. Stumm drängten sie sich durch die Menge nach draußen. Die kalte Luft war eine Erleichterung.

Der Wagen wartete mit einem Chauffeur in Uniform. Als sie eingestiegen waren und es sich bequem machten, fragte Bryce: »Wie gefällt Ihnen Chicago?« Newton sah ihn einen Moment an und sagte dann: »Ich hatte die vielen Menschen vergessen.« Und hängte dann, mit einem angestrengten Lächeln ein Dante-Zitat an: »… dass nimmermehr geglaubt ich hätte, dass ihrer schon der Tod so viel' entseelet.« Wenn du Dante unter den Verdammten bist, dachte Bryce, und so wird es wohl sein, dann bin ich Vergil.

Nach dem Lunch im Hotelzimmer fuhren sie hinunter ins Foyer, wo sich die Tagungsteilnehmer drängelten und versuchten, glücklich, wichtig und entspannt zu wirken. Das Foyer war mit Aluminium und Mahagonimöbeln in dem modernen japanischen Stil ausgestattet, der den aktuellen Ersatz für Eleganz darstellte. Sie unterhielten sich mehrere Stunden mit Leuten, die Bryce nur entfernt kannte und größtenteils nicht mochte, und fanden schließlich drei, die sich für eine Anstellung bei Newton interessierten. Man verabredete sich für später. Newton selbst sagte kaum etwas. Er nickte lächelnd, wenn er jemandem vorgestellt wurde, und machte hin und wieder eine Bemerkung. Zwar zog er einige Aufmerksamkeit auf sich, als sich herumsprach, wer er war, schien es selbst jedoch gar nicht zu bemerken. Bryce hatte den deutlichen Eindruck, dass er unter starker Anspannung stand, aber sein Gesicht blieb ausdruckslos wie immer.

Sie erhielten eine Einladung zu einer Cocktailparty in einer der Hotel-Suiten, eine steuerabsetzbare Angelegenheit, veranstaltet von einem Ingenieurbüro, die Newton für sie beide annahm. Der Mann mit dem Wieselgesicht, der die Einladung ausgesprochen hatte, war so entzückt über die Zusage, dass er zu Newton aufsah, der mindestens einen Kopf größer war als er. »Es ist uns eine Ehre, Mr. Newton«, sagte er. »Eine große Ehre, mit Ihnen plaudern zu dürfen.«

»Danke«, erwiderte Newton und lächelte auf seine übliche Art. Als der Mann gegangen war, sagte er zu Bryce: »Ich möchte jetzt gern raus hier und einen Spaziergang machen. Würden Sie mitkommen?«

Bryce nickte erleichtert. »Ich hole nur schnell meinen Mantel.«

Auf dem Weg zum Aufzug kam er an einer Gruppe von drei elegant gekleideten Männern vorbei, die sich laut und selbstherrlich unterhielten. Als Bryce an ihnen vorbeiging, sagte einer von ihnen gerade: »… nicht nur in Washington. Mir kann jedenfalls keiner weismachen, dass die chemische Kriegsführung keine Zukunft hat. Es ist eine Branche, die neue Männer braucht.«

Trotz Weihnachten waren die Geschäfte geöffnet. In den Straßen wimmelte es von Menschen. Die meisten blickten ausdruckslos mit leeren Gesichtern vor sich hin. Newton wirkte jetzt sehr nervös. Er schien auf die Gegenwart von Menschen zu reagieren, als wären sie eine Welle, oder ein greifbares Energiefeld, wie das von tausend Elektromagneten, das ihn jeden Moment überfluten würde. Offensichtlich kostete es ihn große Anstrengung, in Bewegung zu bleiben.

Sie betraten mehrere Geschäfte, deren grelle Deckenlampen und schwüle Wärme sie überwältigten. »Ich glaube, ich sollte ein Geschenk für Betty Jo besorgen«, sagte Newton. Schließlich erstand er bei einem Juwelier eine kleine Uhr aus weißem Marmor und Gold. Auf dem Rückweg ins Hotel nahm Bryce ihm die hübsch verpackte Schachtel ab.

»Glauben Sie, dass sie ihr gefällt?«, fragte Newton.

Bryce zuckte die Achseln. »Bestimmt.«

Dann fing es an zu schneien.

* * *

Für den Nachmittag und Abend waren noch mehrere Veranstaltungen anberaumt, doch Newton erwähnte sie nicht weiter, und Bryce war erleichtert, nicht daran teilnehmen zu müssen. Er hatte noch nie etwas mit solch albernen Diskussionen über »Herausforderungen« und »praktische

Konzepte« anfangen können. Den Rest des Nachmittags verbrachten sie damit, die drei Männer unter die Lupe zu nehmen, die Interesse an einem Job bei World Enterprises bekundet hatten. Zwei akzeptierten eine Einstellung zum Frühjahr – kein Wunder angesichts der Gehälter, die Newton zahlte. Einer davon sollte mit den Kühlflüssigkeiten für die Antriebsmotoren des Raumschiffs befasst werden; der andere, ein sehr aufgeweckter, sympathischer junger Mann, würde unter Bryce arbeiten. Er war Korrosionsspezialist. Newton schien zufrieden mit den beiden Männern, andererseits war es ihm offensichtlich auch nicht wirklich wichtig. Während des gesamten Gesprächs wirkte er abgelenkt, zerstreut, und überließ das Reden meistens Bryce. Als es vorbei war, schien er erleichtert. Aber es war ziemlich schwierig, genau zu sagen, wie Newton überhaupt zu etwas stand. Es wäre interessant gewesen zu wissen, was in diesem sonderbaren, fremdartigen Gehirn vor sich ging, und was sich hinter seinem einstudierten Lächeln – diesem weisen, wehmütigen Lächeln – verbarg.

Die Cocktailparty fand im Penthouse statt. Sie traten von einem kurzen Flur aus direkt in einen weitläufigen, mit blauem Teppichboden ausgelegten Raum voller Menschen, hauptsächlich Männer, die sich gedämpft unterhielten. Eine Wand des Raums bestand ausschließlich aus Glas, und die Lichter der Stadt verteilten sich auf der Oberfläche, als hätte dort jemand ein kompliziertes Moleküldiagramm festgehalten. Das Mobiliar war durchgängig Louis-Quinze, das gefiel Bryce. Die Bilder an den Wänden konnten sich sehen lassen. Eine barocke Fuge, leise, aber klar, kam aus einem der Lautsprecher in der Nähe; Bryce kannte sie nicht, fand sie aber ansprechend. Bach? Vivaldi? Das ganze Ambiente gefiel ihm, und deshalb war er jetzt eher bereit, die Party über sich ergehen zu lassen. Trotzdem erschien ihm die Glaswand mit den flackernden Lichtern von Chicago irgendwie unpassend.

Ein Mann löste sich aus einer Gruppe und kam mit einem einnehmenden Lächeln auf sie zu, um sie zu begrüßen. Verblüfft erkannte Bryce den Mann wieder, der sich im Foyer über chemische Kriegsführung ausgelassen hatte. Er trug einen hervorragend geschnittenen schwarzen Anzug und schien ein wenig angetrunken zu sein. »Willkommen in unserer Zuflucht vor den Randbezirken«, sagte er und streckte ihnen die Hand entgegen. »Ich bin Fred Benedict. Die Bar ist dort drüben.« Verschwörerisch zeigte er mit dem Kinn auf einen Durchgang.

Bryce schüttelte ihm die Hand, ärgerte sich über den berechnend zupackenden Griff des Mannes und stellte Newton und sich vor.

Benedict war sichtlich beeindruckt. »Thomas Newton!«, sagte er. »Mein Gott. Ich hatte gehofft, dass Sie kommen würden. Sie wissen ja, Sie haben ja einen gewissen Ruf als ...«, einen Augenblick lang stockte er, »... als Einsiedler.« Er lachte. Newton blickte mit seinem immer gleichen unergründlichen Lächeln auf ihn herab. Benedict fuhr fort, seine Verlegenheit war jetzt wie weggeblasen. »Thomas J. Newton – es ist schwer zu glauben, dass es Sie tatsächlich gibt, wissen Sie! Meine Firma hat Lizenzen für sieben Verfahren von Ihnen erworben – das heißt, von World –, und das einzige Bild, das ich mir je von Ihnen machen konnte, ist das eines wandelnden Computers.«

»Vielleicht bin ich ja genau das«, sagte Newton. Und dann: »Für welche Firma sind Sie tätig, Mr. Benedict?«

Eine Sekunde sah der Mann aus, als fürchtete er, man mache sich lustig über ihn. Was möglicherweise der Fall war, dachte Bryce.

»Futures Unlimited. Hauptsächlich chemische Kriegsführung, aber wir arbeiten auch mit Kunststoff – Container und so weiter.« Er verbeugte sich leicht aus der Hüfte heraus, in einem Versuch, amüsant zu sein. »Ihr Gastgeber.«

»Vielen Dank«, sagte Newton. Er machte einen Schritt auf den Durchgang zur Bar zu. »Sie haben es sehr schön hier oben.«

»Das finden wir auch. Und alles absetzbar.« Als Newton sich abwenden wollte, sagte er schnell: »Darf ich Ihnen etwas zu trinken bringen, Mr. Newton? Ich würde Sie gern mit einigen unserer Gäste bekannt machen.« Er sah aus, als wüsste er nicht so genau, was er mit diesem großen, sonderbaren Mann anfangen sollte, wollte ihn aber auch nicht gleich wieder entkommen lassen.

»Machen Sie sich keine Mühe, Mr. Benedict«, erklärte Newton. »Wir sehen uns später noch.«

Benedict wirkte nicht erfreut, protestierte aber nicht weiter.

Als sie die Bar betraten, sagte Bryce: »Ich wusste gar nicht, dass Sie so berühmt sind. Als ich vor einem Jahr versuchte, Sie aufzustöbern, kannte kein Mensch Ihren Namen.«

»Geheimnisse lassen sich nicht ewig wahren«, gab Newton zurück. Diesmal lächelte er nicht.

Der Raum war kleiner als der andere, aber genauso elegant. Über der blank polierten Bar hing Manets *Déjeuner sur l'herbe*. Der Barkeeper war ein älterer, weißhaariger Mann und machte einen noch vornehmeren Eindruck als die Wissenschaftler und Geschäftsleute im anderen Zimmer. Als er sich an die Bar setzte, wurde Bryce bewusst, wie schäbig sein grauer Anzug war, den er vor vier Jahren in einem Kaufhaus erstanden hatte. Auch das Hemd war am Kragen abgewetzt, und die Ärmel waren zu lang.

Er bestellte einen Martini und Newton nur Wasser ohne Eis. Während der Barkeeper ihnen die Drinks zubereitete, sah Bryce sich um und sagte dann: »Manchmal denke ich, dass ich nach meiner Promotion einen Job in einer Firma wie dieser hätte annehmen sollen, wissen Sie.« Er lachte trocken. »Ich hätte achtzigtausend pro Jahr verdienen und so leben können.« Er deutete auf die Umgebung. Dabei blieb sein Blick für eine Sekunde an einer extravagant gekleideten Frau mittleren Alters mit gut erhaltener Figur und einem Gesicht hängen, das von Geld und Vergnügen sprach. Grüner Lidschatten und ein Mund wie geschaffen für Sex. »Ich hätte einen neuen Kunststoff für Kewpie-Puppen oder Schmieröl für Außenbordmotoren entwickeln können …«

»Oder Giftgas?« Newton hatte sein Wasser bekommen, öffnete eine kleine silberne Dose und nahm eine Tablette heraus.

»Warum nicht?« Bryce griff nach seinem Martini, vorsichtig, um nichts zu verschütten. »Irgendwer muss es ja machen.« Er nahm einen Schluck. Der Martini war so trocken, dass er ihm Zunge und Kehle verbrannte und seine Stimme um eine ganze Oktave nach oben verschob. »Heißt es nicht immer, dass wir Giftgas brauchen, um Kriege zu verhindern? Es ist bewiesen.«

»Tatsächlich?«, sagte Newton. »Hatten Sie nicht auch irgendwie mit Wasserstoffbomben zu tun – bevor Sie an die Uni zurückkehrten?«

»Stimmt. Woher wissen Sie das?«

Newton lächelte ihm zu – diesmal nicht automatisch, sondern aus echter Belustigung. »Ich habe Sie unter die Lupe nehmen lassen.«

Bryce nahm einen größeren Schluck Martini. »Weshalb? Wollten Sie meine Loyalität überprüfen?«

»Ach … reine Neugier.« Newton zögerte einen Moment und fragte dann: »Warum haben Sie an der Bombe mitgewirkt?«

Bryce dachte kurz nach. Dann musste er lachen. Was für eine Situation: Hier saß er und missbrauchte einen Marsmenschen in einer Bar als Beichtvater. Aber vielleicht war es gar nicht so unpassend. »Zuerst hatte ich keine Ahnung, dass es eine Bombe werden würde«, sagte er. »Und damals glaubte ich noch an die reine Wissenschaft. Den Griff nach den Sternen. Die Geheimnisse des Atoms. Unsere einzige Hoffnung in einer chaotischen Welt.« Er leerte sein Glas.

»Und das tun Sie jetzt nicht mehr?«

»Nein.«

Im anderen Zimmer erklang jetzt ein Madrigal, das er vage wiedererkannte. Es entwickelte sich fein, komplex, mit einem falschen Hauch von Naivität, den alte polyfone Musik immer zu haben schien. Oder doch nicht falsch? Gab es nicht naive Kunst und hochentwickelte Kunst? Und sogar korrupte Kunst? Und könnte man dasselbe nicht auch für die Wissenschaft sagen? War es möglich, dass Chemie korrupter war als Botanik? Aber das stimmte nicht. Es ging darum, wie sie eingesetzt wurde, wofür …

»Ich vermutlich auch nicht«, sagte Newton.

»Ich glaube, ich nehme noch einen Martini«, sagte Bryce. Einen wundervollen, zweifellos korrupten Martini. Irgendwo aus seinem Hirn kamen die Worte: *Oh, ihr Kleingläubigen* … Er gluckste in sich hinein und warf einen Blick auf Newton, der kerzengerade neben ihm saß und sein Wasser trank.

Der zweite Martini brannte nicht mehr so sehr. Er bestellte einen dritten. Schließlich ging er auf Kosten des Chemiewaffenmenschen. Oder waren es die Steuerzahler? Das hing davon ab, wie man es betrachtete. Er zuckte die Achseln. Ohnehin würden alle für alles bezahlen – Massachusetts und Mars; jeder würde überall bezahlen müssen.

»Gehen wir zurück«, sagte er, griff nach dem neuen Glas und nahm einen vorsichtigen Schluck, um nichts zu verschütten. Seine Manschetten waren jetzt ganz aus den Ärmeln des Jacketts herausgerutscht, wie ein breites, schäbiges Schweißband.

Als sie ins andere Zimmer zurückkehren wollten, war der Weg von einem kleinen, stämmigen Mann blockiert, der offenbar leicht angeheitert und erregt auf jemanden einredete. Bryce wandte sich schnell ab, in der Hoffnung, dass der Mann ihn nicht gesehen hatte. Es war Walter Canutti von der Pendley University in Pendley, Iowa.

»Bryce!«, rief Canutti. »Mich laust der Affe! Nathan Bryce!«

»Hallo, Professor Canutti.« Umständlich wechselte er das Martiniglas in die linke Hand, um ihn mit der rechten zu begrüßen. Canuttis Gesicht war erhitzt; offensichtlich war er ziemlich betrunken. Er trug ein grünes Seidenjackett und dazu ein hellbraunes Hemd mit einem diskreten gerüschten Kragen. Der Aufzug war viel zu jugendlich für ihn. Abgesehen von seinem schwammigen rosa Gesicht sah er aus wie ein Model auf der Titelseite einer Herrenmode-Zeitschrift. Bryce versuchte, den Widerwillen aus seiner Stimme herauszuhalten. »Freut mich, Sie wiederzusehen!«

Canutti warf Newton einen fragenden Blick zu; es blieb ihm nichts anderes übrig, als sie einander vorzustellen. Er stotterte die Namen und verfluchte sich für seine Unbeholfenheit.

Canutti war noch beeindruckter von Newtons Namen als ihr Gastgeber, falls das überhaupt möglich war. Er umfasste mit beiden Händen Newtons Hand und schwenkte sie auf und ab. »Ja. Ja, natürlich. World Enterprises. Der größte Renner seit General Dynamics.« Er trug so dick auf, als erhoffte er sich einen fetten Forschungsauftrag für Pendley. Bryce war jedes Mal fassungslos, wenn er sah, wie Professoren sich bei Geschäftsleuten einschleimten, sobald sie die Chance eines Forschungsauftrags witterten – denselben Geschäftsleuten, über die sie sich privat lustig machten.

Newton murmelte etwas und lächelte. Schließlich ließ Canutti seine Hand wieder los, versuchte sich an einem jungenhaften Grinsen und legte Bryce den Arm um die Schultern. »Tja, lange her, Nate.« Plötzlich schien ihm etwas einzufallen, und Bryce zuckte innerlich zusammen, als wüsste er, was jetzt kam. Canutti musterte sie beide, Bryce und Newton, und meinte: »Sagen Sie bloß, Sie arbeiten für World Enterprises, Nate?«

Bryce gab keine Antwort.

»Dr. Bryce arbeitet schon seit mehr als einem Jahr für uns«, erklärte Newton schließlich.

»Mich laust der …« Canuttis Gesicht über dem Rüschenkragen lief rot an. »Nicht zu fassen! Der Mann arbeitet für World Enterprises!« Ein Ausdruck unkontrollierbarer Heiterkeit breitete sich auf seinem pausbäckigen Gesicht aus. Bryce trank den Martini in einem Zug aus und hätte ihm am liebsten ins Gesicht getreten. Das Grinsen verwandelte sich in ein rülpsendes Glucksen, dann wandte sich Canutti Newton zu. »Das ist einfach unbezahlbar; ich muss es Ihnen erzählen, Mr. Newton.« Wieder gluckste er. »Ich bin sicher, dass Nate nichts dagegen hat, denn es ist ja jetzt alles lange her. Aber wussten Sie, dass Nate sich vor seinem Abschied von Pendley schwere Sorgen über einige Produkte von World machte, bei deren Herstellung er Ihnen heute vermutlich behilflich ist, Mr. Newton?«

»Tatsächlich?«, gab Newton zurück, um die Pause zu füllen.

»Aber das Beste kommt noch.« Canutti streckte eine tastende Hand aus und legte sie Bryce auf die Schulter. Der hätte am liebsten hineingebissen, wartete jedoch gebannt auf das, was jetzt kommen musste.

»Das Beste ist, unser guter Nathan glaubte, dass all das Zeug, das Sie herstellen, durch eine Art Voodoo zustande kommt. Stimmt's, Nathan?«

»Stimmt«, nickte Bryce. »Voodoo.«

Canutti lachte. »Nate ist ein Experte auf diesem Gebiet,

wie Ihnen sicher bekannt ist, Mr. Newton. Aber vielleicht ist ihm das auch ein wenig zu Kopf gestiegen. Er glaubte, Ihre Farbfilme stammten vom Mars.«

»Ach ja?«, sagte Newton.

»Wenn ich's Ihnen sage! Vom Mars oder sonstwo. ›Von einem anderen Stern‹ hat er gesagt.« Canutti drückte Bryces Schulter, um ihm zu zeigen, dass er es nicht böse meinte. »Ich wette, dass er jemanden mit drei Köpfen erwartete, als er Sie zum ersten Mal sah. Oder mit Tentakeln.«

Newton lächelte höflich. »Sehr lustig.« Dann sah er Bryce an. »Tut mir leid, wenn ich Sie enttäuscht habe.«

Bryce wandte den Blick ab. »Haben Sie nicht«, sagte er. Seine Hände zitterten. Er stellte das Glas auf einen Tisch und steckte die Hände in seine Jackentasche.

Canutti redete weiter, diesmal über irgendeinen Zeitungsartikel, den er gelesen hatte, über World Enterprises und dessen Beitrag zum Bruttosozialprodukt. Schroff fiel Bryce ihm ins Wort. »Entschuldigen Sie mich«, sagte er. »Ich glaube, ich hole mir noch etwas zu trinken.« Dann drehte er sich um und ging rasch in den anderen Raum, ohne einen der anderen beiden anzusehen.

Doch als er seinen Drink hatte, wollte er ihn nicht mehr. Die Bar wirkte plötzlich beklemmend, der Barkeeper war nicht mehr vornehm, sondern kam ihm vor wie ein aufgeblasener Gockel. Die Musik aus dem anderen Zimmer – jetzt eine Motette – klang nervös und schrill. Es standen zu viele Leute an der Bar, und ihre Stimmen waren zu laut. Verzweifelt sah er sich um; die Männer waren aalglatt, und die Frauen erinnerten an Harpyien. *Zur Hölle damit,* dachte er, *zur Hölle mit allem*. Er drängte sich durch die Gäste, ließ sein Glas unangetastet stehen und kehrte entschlossen in den großen Raum zurück.

Newton wartete auf ihn, allein.

Bryce sah ihm geradewegs in die Augen und versuchte, Haltung zu bewahren. »Wo ist Canutti?«, fragte er.

»Ich habe ihm gesagt, dass wir gehen.« Wieder zuckte Newton die Achseln, mit jener unerklärlichen französischen Geste, die Bryce schon einmal an ihm beobachtet hatte. »Er ist ziemlich aufdringlich, nicht?«

Bryce betrachtete ihn und seine unergründlichen Augen noch einen Augenblick. Dann sagte er: »Verschwinden wir.«

Schweigend verließen sie die Suite und gingen Seite an Seite durch den langen, mit Teppichboden ausgelegten Gang zu ihrem Zimmer. Bryce schloss mit seinem Schlüssel auf. Als er die Tür hinter ihnen geschlossen hatte, fragte er jetzt ruhig, mit fester Stimme: »Es stimmt also?«

Newton setzte sich auf die Bettkante und lächelte müde zu ihm auf. »Natürlich stimmt es.«

Es gab nichts mehr zu sagen. Bryce ertappte sich dabei, wie er vor sich hin murmelte. »Großer Gott. Großer Gott.« Dann setzte er sich in einen Sessel und starrte zu Boden. »Großer Gott.«

Lange blieb er so sitzen, den Blick auf seine Füße gerichtet. Er hatte es gewusst, aber der Schock, es ausgesprochen zu hören, war etwas anderes.

Dann sagte Newton: »Möchten Sie etwas trinken?«

Bryce sah auf und musste plötzlich lachen. »Lieber Himmel, ja.«

Newton griff nach dem Telefon auf dem Nachttisch und

rief beim Zimmerservice an. Er bestellte zwei Flaschen Gin, Wermut und Eis. Als er den Hörer auflegte, sagte er: »Betrinken wir uns, Dr. Bryce. Das ist eine passende Gelegenheit.«

Sie schwiegen, bis der Hotelpage kam und ein Wägelchen mit den Flaschen, Eis und einem Martini-Pitcher ins Zimmer schob. Auf dem Tablett stand auch eine Schale mit Silberzwiebeln, Zitronenschale und grünen Oliven. Eine zweite Schale enthielt Nüsse. Als der Page wieder gegangen war, sagte Newton: »Macht es Ihnen etwas aus, uns einzuschenken? Ich hätte meinen Gin gern pur.« Er saß immer noch auf der Bettkante.

»Klar.« Bryce stand auf. Ihm war schwindlig. »Ist es der Mars?«

Newtons Stimme klang eigenartig. Oder lag es daran, dass er – Bryce – betrunken war? »Spielt das eine Rolle?«

»Ich denke schon. Kommen Sie aus ... unserem Sonnensystem?«

»Ja. Soweit ich weiß, gibt es keine anderen.«

»Keine anderen Sonnensysteme?«

Newton ergriff das Glas, das Bryce ihm reichte, und hielt es nachdenklich in der Hand. »Nur Sonnen«, sagte er. »Keine Planeten. Jedenfalls keine, die mir bekannt wären.«

Bryce rührte sich seinen Martini zusammen. Jetzt waren seine Hände vollkommen ruhig; offenbar hatte er eine gewisse Grenze erreicht. Nichts konnte ihn jetzt noch erschuttern oder bewegen. »Wie lange sind Sie schon hier?«, fragte er, rührte weiter und lauschte dem Klirren der Eiswürfel gegen das Glas des Pitchers.

»Finden Sie nicht, es reicht mit dem Rühren?«, fragte

Newton. »Sie sollten ihn lieber trinken.« Er nahm einen Schluck von seinem Gin. »Ich lebe seit fünf Jahren auf der Erde.«

Bryce hörte auf zu rühren und schenkte sich ein Glas ein. In einem Anflug von Großzügigkeit fügte er drei Oliven hinzu. Ein bisschen Martini spritzte auf die weiße Leinendecke des Wägelchens und hinterließ feuchte Flecken. »Haben Sie die Absicht, zu bleiben?« Es klang, als säße er in einem Pariser Café und unterhielte sich mit einem anderen Touristen. Newton fehlte nur die Kamera um den Hals.

»Ja, das habe ich vor.«

Bryce hatte sich hingesetzt und ließ den Blick durch das Zimmer schweifen. Es war ein schönes Zimmer, mit unauffälligen Bildern an blassgrünen Wänden.

Er konzentrierte sich wieder auf Newton. Thomas Jerome Newton vom Mars. Vom Mars oder sonstwo. »Sind Sie ein Mensch?«, fragte er.

Newtons Glas war halbleer. »Das ist eine Frage der Definition«, antwortete er. »Jedenfalls menschlich genug.«

Er wollte schon fragen *Menschlich genug wofür?*, doch dann ließ er es sein. Genauso gut konnte er jetzt zur zweiten großen Frage kommen, nachdem die erste bereits gestellt war. »Was wollen Sie hier?«, fragte er. »Was haben Sie vor?«

Newton stand auf, schenkte sich Gin nach und setzte sich in einen Sessel. Er sah Bryce an und hielt das Glas elegant in seiner schmalen Hand. »Ich bin nicht sicher, dass ich das weiß«, sagte er.

»Nicht sicher, dass Sie das wissen?«

Newton stellte das Glas auf den Nachttisch und fing an,

sich die Schuhe auszuziehen. »Am Anfang dachte ich, dass ich es wüsste. Doch dann war ich zwei Jahre beschäftigt, sehr beschäftigt. Erst im letzten Jahr hatte ich mehr Zeit zum Nachdenken. Möglicherweise zu viel Zeit.« Er stellte seine Schuhe fein säuberlich nebeneinander unter das Bett. Schließlich setzte er sich auf das Bett, streckte die langen Beine aus und lehnte sich gegen das Kopfkissen.

Er wirkte tatsächlich menschlich, in dieser Pose. »Wofür ist das Raumschiff gedacht? Es ist doch ein Raumschiff, oder? Nicht nur ein Forschungsgerät.«

»Es ist ein Raumschiff. Besser gesagt, ein Fährschiff.«

Eine ganze Weile schon, seit dem Gespräch mit Canutti, fühlte sich Bryce wie betäubt; alles erschien ihm unwirklich. Doch jetzt begriff er langsam, der Wissenschaftler in ihm regte sich wieder. Er beschloss, nicht noch mehr zu trinken, und stellte sein Glas ab. Es war wichtig, einen klaren Kopf zu bewahren. Doch seine Hand zitterte.

»Dann haben Sie also vor, mehr von Ihren … Leuten herzubringen? Auf der Fähre?«

»Ja.«

»Sind jetzt schon welche da?«

»Ich bin der Einzige.«

»Aber warum wollen Sie das Raumschiff dann hier bauen? Sie haben doch sicher welche da, wo Sie herkommen. Sie sind ja selbst damit hergekommen.«

»Ja, ich habe es geschafft. Aber in einer Einmannrakete. Das Problem ist der Treibstoff, wissen Sie. Es gab gerade noch genügend, um einen von uns hierher zu entsenden und auch das nur für den Hinflug.«

»Atomtreibstoff? Uran oder Ähnliches?«

»Ja. Natürlich. Aber wir haben so gut wie nichts mehr. Außerdem besitzen wir weder Ölquellen noch Kohle- oder Wasserstoffenergie.« Er lächelte. »Es gibt vermutlich Hunderte von Raumschiffen, die dem, was wir in Kentucky bauen, weit überlegen sind, aber wir haben keine Möglichkeit, sie hierherzubringen. Seit mehr als fünfhundert Jahren Ihrer Zeitrechnung ist keins davon mehr benutzt worden. Das, mit dem ich gekommen bin, war gar kein interplanetares Fahrzeug. Ursprünglich war es für Noteinsätze gedacht – als Rettungsboot. Nach der Landung habe ich die Motoren und Kontrollinstrumente zerstört und den Rumpf auf einem Feld zurückgelassen. In der Zeitung stand, dass ein Farmer dort fünfzig Cent Eintrittsgeld für eine Besichtigung verlangt. Er hat ein Zelt aufgestellt und verkauft Erfrischungsgetränke. Ich wünsche ihm viel Erfolg.«

»Ist das denn nicht gefährlich?«

»Weil mir das FBI oder sonst wer auf die Spur kommen könnte? Ich glaube nicht. Das Schlimmste bislang war ein lächerlicher Artikel über mögliche Invasoren aus dem Weltall in einer Sonntagsbeilage. Aber für Leser von Sonntagsbeilagen hat es schon erstaunlichere Phänomene gegeben als Reste von Raumschiffen auf einem Feld in Kentucky. Ich glaube nicht, dass irgendwer von Bedeutung es ernst genommen hat.«

Bryce musterte ihn aufmerksam. »Ist die Möglichkeit ›Invasoren aus dem Weltall‹ also nur Unsinn?«

Newton knöpfte sein Hemd auf. »Ich glaube ja.«

»Warum wollen Ihre Leute dann herkommen? Sind es Touristen?«

Newton lachte. »Nicht ganz. Es wäre möglich, dass wir Ihnen helfen können.«

»Inwiefern?« Irgendwie gefiel ihm die Art nicht, wie Newton das gesagt hatte. »Was meinen Sie mit helfen?«

»Wir könnten Sie davor bewahren, sich selbst zu vernichten, wenn wir schnell genug sind.« Als Bryce antworten wollte, fuhr er fort: »Lassen Sie mich jetzt mal reden. Ich glaube, Sie können sich nicht vorstellen, welches Vergnügen es für mich ist, es zu erläutern – ausführlich zu erläutern.« Seit er auf dem Bett saß, hatte er sein Glas nicht wieder angerührt. Jetzt faltete er die Hände über dem Bauch, warf Bryce einen beruhigenden Blick zu und fuhr fort. »Wir haben unsere eigenen Kriege gehabt, verstehen Sie? Erheblich mehr, als Sie hatten, und wir hätten sie um ein Haar nicht überlebt. Dafür haben wir den größten Teil unseres radioaktiven Materials verbraucht, für Bomben. Wir waren einmal ein mächtiges Volk, sehr mächtig, aber das ist schon lange her. Jetzt schlagen wir uns gerade so durch.« Nachdenklich sah er auf seine Hände hinab. »Es ist auffallend, dass ein großer Teil Ihrer fantastischen Literatur über das Leben auf anderen Planeten davon ausgeht, dass jeder Planet nur eine einzige intelligente Spezies, eine Gesellschaft, eine Sprache, eine Regierung hat. Auf Anthea – unser Name ist Anthea, wenngleich Sie es in Ihren Astronomielehrbüchern natürlich anders nennen – hatten wir einmal drei intelligente Spezies und sieben größere Regierungen. Jetzt ist nur noch eine einigermaßen bedeutsame Spezies übrig geblieben, und das ist meine. Nach fünf Kriegen mit radioaktiven Waffen sind wir die einzigen Überlebenden. Und wir sind nicht mehr viele. Aber wir kennen uns sehr gut mit Kriegsführung aus und verfügen über eine Menge Know-how.« Newtons Blick war immer noch auf seine Hände gerichtet. Seine Stimme klang jetzt irgendwie monoton, als rezitierte er eine vorbereitete Rede. »Ich bin jetzt seit fünf Jahren hier und habe mir ein Vermögen im Wert von dreihundert Millionen Dollar aufgebaut. In den nächsten fünf Jahren werde ich es verdoppeln. Und das ist erst der Anfang. Wenn der Plan aufgeht, wird es am Ende in jedem größeren Land der Welt ein Pendant zu World Enterprises geben. Dann gehen wir in die Politik. Und ins Militär. Wir verstehen etwas von Waffen und Verteidigung. Da stehen Sie noch ganz am Anfang. Beispielsweise können wir Radar ausschalten – eine Sache, die notwendig war, als ich hier mein Raumschiff landete, und noch notwendiger sein wird, wenn die Fähre zurückkehrt. Außerdem können wir ein Energiesystem aufbauen, das die Detonation aller Ihrer Atomwaffen in einem Radius von fünf Meilen verhindert.«

»Reicht das?«

»Das weiß ich nicht. Aber meine Vorgesetzten sind nicht dumm, und sie scheinen zu glauben, dass es möglich ist. Solange wir unsere Geräte und unser Wissen unter Kontrolle behalten und die Wirtschaft eines kleinen Landes hier aufbauen, einen kritischen Nahrungsmittelüberschuss dort aufkaufen, wieder woanders eine Industrie entwickeln, einer Nation die Waffen und einer anderen Abwehrmaßnahmen dagegen vermitteln …«

»Ihr seid doch keine Götter, verdammt noch mal!«

»Nein. Aber haben Ihre Götter Sie je gerettet?«

»Keine Ahnung. Nein, natürlich nicht.« Bryce zündete

sich eine Zigarette an. Er brauchte drei Anläufe; seine zitternden Hände wollten nicht mitspielen. Er nahm einen tiefen Zug, um sich zu beruhigen. Irgendwie kam er sich vor wie ein Zehntklässler, der sich über das Schicksal der Menschheit auslässt. Aber hier ging es wahrlich nicht um abstraktes Philosophieren. »Hat die Menschheit nicht das Recht, über die Art ihres Untergangs selbst zu entscheiden?«

Newton wartete einen Moment, ehe er antwortete. »Glauben Sie das wirklich?«

Bryce drückte die halb gerauchte Zigarette im Aschenbecher neben sich aus. »Ja. Nein. Keine Ahnung. Gibt es denn nicht so etwas wie menschliche Bestimmung? Das Recht, sich selbst zu entfalten? Unser Leben auszuleben und unsere eigenen Konsequenzen zu ziehen?« Während er das sagte, wurde ihm plötzlich klar, dass Newton die einzige Verbindung zu – wie hieß es noch? – Anthea war. Wenn Newton vernichtet würde, gäbe es kein Aufgehen des Plans; dann wäre alles vorbei. Und Newton war verletzlich, sehr verletzlich sogar. Eine faszinierende Vorstellung. Er, Bryce, als potenzieller Superheld – der Mann, der mit einem einzigen schweren Faustschlag wahrscheinlich die ganze Welt retten könnte. Das hätte ziemlich komisch sein können, war es aber nicht.

»Vielleicht gibt es tatsächlich so etwas wie menschliche Bestimmung«, sagte Newton, »aber ich stelle mir da eher eine gewisse Ähnlichkeit mit der von Wandertauben vor. Oder diesen großen Kreaturen mit kleinen Hirnen – ich glaube, sie hießen Dinosaurier.«

Da schwang ein Hauch von Arroganz mit. »Wir werden

nicht unbedingt aussterben. Verhandlungen über Abrüstung sind im Gang. Nicht alle von uns sind verrückt.«

»Aber die meisten. Jedenfalls gibt es genügend davon. Es braucht nur ein paar Irre am richtigen Ort. Nehmen wir an, Ihr Hitler wäre im Besitz von Atomwaffen und Interkontinentalraketen gewesen. Hätte er sie nicht eingesetzt, trotz der Folgen? Am Ende hatte er nichts mehr zu verlieren.«

»Und woher weiß ich, dass ihr Antheaner keine Hitler seid?«

Newton wandte den Blick ab. »Es wäre möglich, aber unwahrscheinlich.«

»Kommen Sie aus einer demokratischen Gesellschaft?«

»So etwas wie eine demokratische Gesellschaft gibt es auf Anthea nicht. Genauso wenig wie demokratische Sozialeinrichtungen. Auf alle Fälle haben wir nicht die Absicht, Sie zu beherrschen, selbst wenn wir es könnten.«

»Wie wollen Sie dann den Plan, einen Haufen von Antheanern überall auf der Welt Menschen und Regierungen manipulieren zu lassen, bezeichnen?«

»So, wie Sie es gerade gesagt haben – als Manipulation oder auch Steuerung. Und es könnte durchaus schiefgehen. Es könnte komplett scheitern. Vielleicht jagen Sie doch vorher noch Ihre Welt in die Luft, oder Sie kommen uns auf die Schliche und beginnen eine Hexenjagd. Wir sind verletzlich, wissen Sie. Und selbst wenn wir ein großes Maß an Macht erringen würden, können wir nicht alles kontrollieren. Dafür aber könnten wir die Wahrscheinlichkeit von Diktatoren wie Hitler reduzieren und Ihre Großstädte vor der Zerstörung schützen. Und das«, schloss er achselzuckend, »ist mehr, als Sie selbst tun können.«

»Und das wollen Sie nur tun, um uns zu helfen?« Bryce hörte den Sarkasmus in seiner Stimme und hoffte, dass Newton ihn nicht bemerkte.

Falls doch, ließ er sich nichts anmerken. »Natürlich nicht. Wir kommen her, um uns selbst zu retten. Aber wir wollen auch nicht, dass die Indigenen unser Reservat abfackeln, wenn wir uns dort niedergelassen haben«, setzte er lächelnd hinzu.

»Wovor müssen Sie sich retten?«

»Vor dem Untergang. Wir haben fast kein Wasser, keinen Treibstoff und keine natürlichen Ressourcen mehr. Wir haben schwache Sonnenenergie – schwach, weil wir so weit von der Sonne entfernt sind – und noch große Nahrungsmittelvorräte. Aber sie schwinden. Es gibt inzwischen nur noch knapp dreihundert Antheaner.«

»Dreihundert? Mein Gott, dann haben Sie sich ja beinahe selbst ausgelöscht.«

»Allerdings. Und wenn wir Ihnen nicht helfen, steht Ihnen dasselbe bevor.«

»Vielleicht sollten sie kommen«, sagte Bryce. »Vielleicht sollten sie tatsächlich kommen.« Er spürte, wie sich ihm die Kehle zuschnürte. »Aber wenn Ihnen etwas … zustoßen würde, bevor das Raumschiff fertig ist – wäre der Plan dann gescheitert?«

»Ja. Dann wäre alles vorbei.«

»Kein Treibstoff mehr für ein weiteres Raumschiff?«

»Kein Treibstoff.«

»Tja«, fuhr Bryce angespannt fort. »Und was könnte mich daran hindern, diese – Invasion oder Manipulation zu stoppen? Müsste ich Sie nicht umbringen? Sie sind sehr schwach, ich weiß. Nach dem, was Betty Jo mir erzählt hat, sind Ihre Knochen so zart wie die eines Vogels.«

Newtons Ausdruck blieb unverändert. »Sie wollen sie aufhalten? Sie haben recht, Sie könnten mir das Genick brechen wie einem Huhn. Haben Sie das vor? Nun, da Sie wissen, dass ich Rumpelstilzchen heiße, wollen Sie mich aus dem Palast vertreiben?«

»Ich weiß nicht.« Bryce sah zu Boden.

Newtons Stimme war leise. »Rumpelstilzchen hat Stroh zu Gold gesponnen.«

Plötzlich verärgert sah Bryce auf. »Ja. Und versucht, das Kind der Prinzessin zu stehlen.«

»Natürlich hat er das versucht«, sagte Newton. »Aber hätte er nicht das Stroh zu Gold gesponnen, wäre die Prinzessin gestorben. Und dann hätte es gar kein Kind gegeben.«

»Na schön«, sagte Bryce. »Ich werde Ihnen nicht das Genick brechen, um die Welt zu retten.«

»Wissen Sie was?«, sagte Newton. »Fast würde ich mir wünschen, dass Sie es könnten. Es würde die Sache viel leichter für mich machen.« Er hielt inne. »Aber das geht nicht.«

»Warum nicht?«

»Ich bin nicht unvorbereitet auf Ihre Welt gekommen. Allerdings habe ich auch nicht damit gerechnet, jemandem zu erzählen, was ich Ihnen gerade erzählt habe. So wie vieles andere, womit ich nicht gerechnet habe.« Wieder sah er auf seine Hände hinab, als inspizierte er seine Fingernägel. »Jedenfalls trage ich eine Waffe. Ich habe sie immer bei mir.«

»Eine antheanische Waffe?«

»Ja. Extrem wirksam. Sie würden es nicht mal bis zu meinem Bett schaffen.«

Bryce schnappte nach Luft. »Wie funktioniert sie?«

Newton grinste. »Betriebsgeheimnis!«, sagte er. »Schließlich könnte es sein, dass ich sie noch gegen Sie einsetzen muss.«

Irgendetwas an der Art, wie Newton sich gerade ausgedrückt hatte – nicht die ironische oder pseudo-düstere Färbung der Äußerung an sich, sondern eine winzige Eigenart in der Art und Weise, wie er sie gemacht hatte –, erinnerte Bryce daran, dass er es hier nicht mit einem Menschen zu tun hatte. Die perfekte Fassade von Menschsein, die Newton zur Schau trug, war vielleicht wirklich nur das: eine sehr dünne Fassade. Was immer sich darunter verbarg, sein eigentliches Ich, seine spezifisch antheanische Natur, war für ihn, Bryce, oder jeden anderen Erdbewohner möglicherweise gar nicht zugänglich. Wie Newton etwas tatsächlich empfand oder dachte, könnte unbegreiflich und damit unerreichbar für ihn sein.

»Egal, was für eine Waffe es ist«, sagte er jetzt vorsichtig, »ich kann nur hoffen, dass Sie sie nicht brauchen.« Dann wanderte sein Blick durch das große Hotelzimmer mit dem kaum angerührten Alkohol und wieder zurück zu Newton auf dem Bett. »Mein Gott«, sagte er. »Es ist kaum zu glauben. Ich sitze in diesem Zimmer und bilde mir ein, mich mit einem Mann von einem anderen Planeten zu unterhalten.«

»Ja«, nickte Newton. »Das habe ich auch eben gedacht. Ich unterhalte mich ebenfalls mit jemand von einem anderen Planeten, wissen Sie.«

Bryce stand auf und streckte sich. Dann ging er zum Fenster, schob den Vorhang zur Seite und spähte hinaus auf die Straße. Überall Autoscheinwerfer, die sich kaum vom Fleck bewegten. Ein riesiges, erleuchtetes Plakat genau gegenüber von ihrem Hotel zeigte den Weihnachtsmann mit einer Flasche Coca-Cola. Grüppchen von kleinen Glühbirnen ließen die Augen des Weihnachtsmanns funkeln und die Flüssigkeit in der Flasche glitzern. Irgendwo, in weiter Ferne, erklang ein Glockenspiel: *Adeste fideles*.

Er wandte sich wieder Newton zu, der sich nicht gerührt hatte. »Warum haben Sie mir das erzählt? Das mussten Sie nicht tun.«

»Ich wollte es.« Newton lächelte. »Ich war mir das ganze letzte Jahr nicht sicher über meine Motive, und jetzt bin ich mir nicht sicher, warum ich es Ihnen erzählen wollte. Antheaner verstehen nicht unbedingt alles. Aber egal, Sie waren ja ohnehin auf der richtigen Spur.«

»Meinen Sie das, was Canutti gesagt hat? Das hätte ja auch nur ein Schuss ins Blaue sein können. Ohne jede Bedeutung.«

»Ich dachte nicht an Professor Canuttis Bemerkung. Obwohl ich Ihre Reaktion darauf amüsant fand. Ich fürchtete, es würde Sie der Schlag treffen, als er ›Mars‹ sagte. Aber damit waren Sie in Zugzwang, nicht ich.«

»Warum Sie nicht?«

»Nun, es gibt eine Menge Unterschiede zwischen Ihnen und mir, Dr. Bryce, die Ihnen gar nicht bewusst sein dürften. So ist mein Sehvermögen entschieden schärfer als das ihre, und vor allem verfügt es über eine erheblich größere Frequenzbreite. Das bedeutet, dass ich die Farbe, die Sie als rot bezeichnen, nicht sehen kann. Dafür aber Röntgenstrahlen.«

Bryce öffnete den Mund, als wollte er etwas sagen, blieb dann aber stumm.

»Nachdem ich den Blitz gesehen hatte, war es nicht schwer, herauszufinden, was Sie machten«, sagte Newton. Er warf Bryce einen fragenden Blick zu. »Wie ist die Aufnahme geworden?«

Bryce kam sich vor wie ein Esel, wie ein auf frischer Tat ertappter Schuljunge. »Sie war … bemerkenswert.«

Newton nickte. »Kann ich mir vorstellen. Wenn Sie meine inneren Organe sehen könnten, wären Sie sicher überrascht. Ich war mal in einem Naturkundemuseum in New York. Ein überaus interessanter Ort für einen … einen Touristen. Damals wurde mir bewusst, dass ich das einzige wirklich einzigartige biologische Exemplar in dem Gebäude war. Ich konnte mich sehen: in einem mit Spiritus gefüllten Glasbehälter und dem Etikett *Menschenähnlicher Marsmensch*. Ich bin ziemlich schnell wieder gegangen.«

Bryce musste lachen. Und Newton wirkte jetzt, nachdem er mehr oder weniger ein Geständnis abgelegt hatte, mitteilsam und paradoxerweise noch »menschlicher«, obwohl er gerade klargestellt hatte, dass er genau das nicht war. Sein Ausdruck war lebendiger, seine Haltung entspannter, als Bryce es je zuvor gesehen hatte. Aber zugleich gab es immer noch eine Spur des anderen Newton, des durch und durch antheanischen Newton, unnahbar und fremd. »Haben Sie vor, zu Ihrem Planeten zurückzukehren?«, fragte Bryce. »Mit dem Raumschiff?«

»Nein. Das wird nicht nötig sein. Das Schiff kann von

Anthea aus gesteuert werden. Ich fürchte, ich werde für immer hier im Exil bleiben müssen.«

»Vermissen Sie Ihre … Ihre Leute?«

»Sie fehlen mir.«

Bryce ließ sich wieder in seinen Sessel nieder. »Aber Sie werden sie in Kürze wiedersehen?«

Newton zögerte. »Möglicherweise.«

»Warum möglicherweise? Könnte da was schiefgehen?«

»Das meinte ich nicht.« Und dann: »Ich habe Ihnen vorhin gesagt, dass ich mir meiner Motive nicht mehr so sicher bin.«

Bryce warf ihm einen verwirrten Blick zu. »Ich verstehe nicht ganz, was Sie meinen.«

»Nun«, sagte Newton und lächelte vage. »Ich denke seit einiger Zeit darüber nach, den Plan nicht weiter auszuführen, das Raumschiff nirgendwohin zu schicken – ja nicht einmal die Konstruktion fertigzustellen. Ich müsste nur den entsprechenden Befehl geben.«

»Warum denn, um alles in der Welt?«

»Ach, der Plan war intelligent, wenn auch verzweifelt. Aber was hätten wir sonst machen sollen?« Newtons Blick ruhte auf ihm, ohne ihn wirklich wahrzunehmen. »Inzwischen bezweifle ich, ob er es letztlich wert ist. Es gibt gewisse Aspekte an Ihrer Kultur hier, Ihrer Gesellschaft, von denen wir in Anthea nichts ahnten. Wissen Sie, Dr. Bryce«, damit veränderte er seine Position auf dem Bett und beugte sich mehr zu Bryce hinüber, »manchmal denke ich, dass ich in ein paar Jahren verrückt werden könnte. Ich weiß nicht, ob mein Volk Ihre Welt ertragen könnte. Wir haben sehr lange in einem Elfenbeinturm gelebt.«

»Aber Sie könnten sich von der Welt zurückziehen. Sie haben Geld; Sie könnten unter sich bleiben, Ihre eigene Gesellschaft aufbauen.« Was machte er da – verteidigte er etwa eine antheanische ... Invasion? Nachdem diese Möglichkeit ihn gerade erst in Angst und Schrecken versetzt hatte? »Sie könnten Ihre eigene Stadt in Kentucky errichten.«

»Und warten, dass die Bomben fallen? Da wären wir in Anthea besser dran. Dort können wir noch mindestens fünfzig Jahre ausharren. Wenn wir hierherkommen, dann bestimmt nicht als isolierte Kolonie von Freaks. Wir müssen uns über Ihre ganze Welt verteilen und uns einflussreiche Positionen verschaffen. Ansonsten wäre es eine Dummheit, hierherzukommen.«

»Egal, was, Sie gehen ein hohes Risiko ein. Könnten Sie nicht warten, bis wir unsere Probleme gelöst haben, wenn Sie den direkten Kontakt mit uns fürchten?« Bryce lächelte sarkastisch. »Sie sind herzlich eingeladen.«

»Dr. Bryce«, sagte Newton, jetzt ganz ernst. »Wir sind erheblich weiter als Sie. Glauben Sie mir, wir sind viel intelligenter, als Sie sich vorstellen können. Und wir sind ohne jeden Zweifel davon überzeugt, dass Ihre Welt in weniger als dreißig Jahren eine atomare Müllkippe sein wird, wenn man Sie sich selbst überlässt.« Dann fuhr er finster fort: »Ehrlich gesagt sind wir ziemlich erbost darüber, was Sie mit einer so schönen und fruchtbaren Welt anstellen. Wir haben unsere eigene vor langer Zeit zerstört, aber wir hatten von Anfang an so viel weniger als Sie hier.« Seine Stimme schien jetzt eindringlicher, sein Auftreten entschlossener. »Ist Ihnen klar, dass Sie nicht nur Ihre Zivilisation zugrunde richten und einen Großteil der Erdbevölkerung vernichten, sondern auch die Fische in Ihren Flüssen, die Eichhörnchen in den Bäumen, die Vogelschwärme, Boden und Wasser vergiften werden? Es gibt Zeiten, in denen Sie auf uns wirken wie losgelassene Affen in einem Museum, die mit Messern auf die Leinwände und mit Hämmern auf die Statuen losgehen.«

Einen Augenblick lang sagte Bryce gar nichts. Dann antwortete er: »Aber es waren Menschen, die die Bilder gemalt und die Statuen geschaffen haben.«

»Nur wenige Menschen«, gab Newton zurück. »Nur ganz wenige.« Plötzlich stand er auf und sagte: »Ich glaube, ich habe genug von Chicago. Würden Sie nicht auch gern wieder nach Hause fliegen?«

»Jetzt?« Bryce warf einen Blick auf seine Uhr. Liebe Güte, halb drei Uhr morgens. Weihnachten war vorbei.

»Glauben Sie denn, dass Sie heute Nacht noch schlafen könnten?«, fragte Newton.

Bryce zuckte die Achseln. »Vermutlich nicht.« Dann fiel ihm wieder ein, was Betty Jo gesagt hatte, und er fragte: »Sie schlafen wohl nie, stimmt's?«

»Doch, manchmal«, antwortete Newton, »aber nicht sehr oft.« Er setzte sich neben das Telefon. »Ich muss unseren Piloten wecken lassen. Und wir brauchen einen Wagen, der uns zum Flughafen bringt ...«

Einen Wagen zu organisieren war gar nicht so einfach; erst gegen vier trafen sie am Flughafen ein. Inzwischen war Bryce ziemlich neben sich; in seinen Ohren brummte etwas. Newton hingegen zeigte keine Spur von Müdigkeit. Sein Ausdruck ließ wie üblich keinerlei Rückschlüsse darauf zu, was er dachte.

Nach einigem Hin und Her und mehreren Verzögerungen erhielten sie die Starterlaubnis, und als sie dann endlich abhoben und über den Lake Michigan flogen, zeigte sich ein erstes schwaches Rosa am Morgenhimmel.

Bis zur Ankunft in Kentucky war es hell geworden; ein klarer Wintertag brach an. Das Erste, was sie beim Landeanflug sahen, war der hell schimmernde Rumpf des Raumschiffs – Newtons Fährschiff –, der in der Morgensonne aussah wie ein poliertes Monument. Und über der Landebahn entdeckten sie etwas Erstaunliches. Auf einer Seite von Newtons Hangar parkte ein wunderbar stromlinienförmiges weißes Flugzeug, doppelt so groß wie das, in dem sie saßen. Auf den Tragflächen erkannten sie die Abzeichen der US-Luftwaffe. »Ich bin gespannt, wer uns da besuchen will«, sagte Newton.

Auf dem Weg zur Einschienenbahn kamen sie an dem weißen Flugzeug vorbei, und Bryce musste widerwillig seine Schönheit bewundern – die vollendeten Proportionen, das elegante Design. »Ich wünschte, wir würden alles so schön machen«, sagte er.

Auch Newton betrachtete das Flugzeug. »Aber Sie tun es nicht«, sagte er.

Schweigend saßen sie nebeneinander in der Bahn. Bryces Arme und Beine sehnten sich nach Schlaf, doch sein Kopf war voller scharfer, schneller Bilder, Ideen und halbfertiger Überlegungen.

Er hätte zu seinem eigenen Haus fahren sollen, doch als Newton ihn zum Frühstück einlud, nahm er an. Es wäre einfacher, als sich selbst eins zu machen.

Betty Jo begrüßte sie in einem orangefarbenen Kimono,

das Haar unter einem seidenen Kopftuch versteckt, mit besorgtem Gesicht und roten geschwollenen Augen. »Es sind ein paar Herren hier, Mr. Newton. Ich weiß nicht …« Ihre Stimme verebbte. Sie gingen an ihr vorbei ins Wohnzimmer. Fünf Männer erhoben sich rasch von ihren Plätzen, als Newton und Bryce eintraten.

Brinnarde stand in der Mitte der Gruppe. Drei Männer trugen Anzüge und der vierte eine blaue Uniform, offensichtlich war er der Pilot des Flugzeugs der Air Force. Brinnarde machte sie höflich und sachlich miteinander bekannt. Als das erledigt war, fragte Newton, immer noch im Stehen: »Warten Sie schon lange?«

»Nein«, sagte Brinnarde. »Tatsächlich haben wir dafür gesorgt, dass Ihr Start in Chicago verzögert wurde, bis wir hier sein konnten. Das Timing war perfekt. Ich hoffe, die – Behinderung in Chicago war nicht allzu unangenehm.«

Newton zeigte keinerlei Regung. »Wie haben Sie das geschafft?«

»Nun, Mr. Newton«, erklärte Brinnarde, »ich arbeite für das Federal Bureau of Investigation. Diese Herren sind meine Kollegen.«

Newtons Stimme zögerte ein wenig. »Sehr interessant. Ich nehme an, das macht Sie zu einem … einem Spion?«

»Ich fürchte, ja. Wie auch immer, Mr. Newton, ich habe den Auftrag, Sie zu verhaften und mitzunehmen.«

Newton holte – sehr menschlich – langsam tief Luft. »Was ist der Grund für meine Verhaftung?«

Brinnarde lächelte höflich. »Sie werden der unerlaubten Einreise bezichtigt. Wir halten Sie für einen Ausländer, Mr. Newton.«

Newton stand einen langen Augenblick schweigend vor ihnen. Dann sagte er: »Darf ich vorher noch frühstücken, bitte?«

Brinnarde zögerte kurz und lächelte dann auf eine Art, die überraschend freundlich war. »Ich sehe nichts, was dagegen spricht, Mr. Newton. Ich glaube sogar, wir könnten selbst etwas zu essen vertragen. Meine Kollegen mussten um vier Uhr in Louisville aus dem Bett, um diese Verhaftung auszuführen.«

Betty Jo servierte ihnen Rühreier und Kaffee. Während sie frühstückten, fragte Newton beiläufig, ob er seinen Anwalt anrufen könne.

»Ich fürchte, nein«, antwortete Brinnarde.

»Ist dieses Recht nicht in der Verfassung garantiert?«

»Doch.« Brinnarde stellte seine Kaffeetasse auf den Tisch. »Aber nicht für Sie. Wie gesagt, wir glauben nicht, dass Sie amerikanischer Staatsbürger sind.«

6

Newton legte sein Buch beiseite. In wenigen Minuten würde der Arzt kommen, und ihm war ohnehin nicht nach Lesen zumute. In den zwei Wochen seiner Haft hatte er kaum etwas anderes getan als zu lesen. Das heißt, wenn er nicht gerade verhört oder von irgendwelchen Doktoren untersucht worden war – Medizinern, Anthropologen, Psychiatern – oder den Männern in konservativen Anzügen, die wahrscheinlich Regierungsbeamte waren, obwohl sie ihm nie verrieten, wer sie waren, wenn er fragte. Er hatte Spinoza, Hegel, Spengler, Keats sowie das Neue Testament wiedergelesen und war im Moment mit einigen neuen Werken zur Linguistik beschäftigt. Sie besorgten ihm mit beachtlicher Eile und Höflichkeit alles, worum er sie bat. Darüber hinaus hatte er einen Plattenspieler, den er nur selten benutzte, eine Sammlung von Kinofilmen, einen Fernseher, Marke World Enterprises, und eine Bar, aber keine Fenster, um Washington sehen zu können. Man hatte ihm gesagt, dass er irgendwo in der Nähe dieser Stadt war, ohne sich darüber auszulassen, wie nah genau. Abends sah er sich das Fernsehprogramm an, teils aus einer gewissen Nostalgie heraus, manchmal aber auch aus Neugier. Gelegentlich fiel sein Name in den Nachrichten – denn es war unmöglich, einen so wohlhabenden Mann durch die Regierung festhalten zu lassen, ohne dass die Öffentlichkeit davon erfuhr. Doch die Hinweise waren stets vage, stammten von nicht näher genannten offiziellen Quellen und verwendeten Ausdrücke wie »zahlreiche Verdachtsmomente«. Es hieß, er sei ein »nicht registrierter Ausländer«, doch keine Regierungsquelle hatte erklärt, woher er kam oder wovon sie diesbezüglich ausgingen. Ein Fernsehkommentator, der für seinen trockenen Humor bekannt war, hatte spitz bemerkt: »Nach allem, was Washington verlautbaren lässt, muss man davon ausgehen, dass Mr. Newton, der sich jetzt unter strenger Bewachung in Haft befindet, entweder aus der Äußeren Mongolei oder vom Mars stammt.«

Es war ihm bewusst, dass seine Vorgesetzten in Anthea diese Sendungen ebenfalls sahen, und die Vorstellung, wie konsterniert sie vermutlich waren, wenn sie von seiner Lage erfuhren, und wie neugierig, herauszufinden, was wirklich los war, amüsierte ihn.

Tja, schließlich wusste er selbst nicht, was los war. Offensichtlich hielt die Regierung ihn für hochgradig verdächtig – und das möglicherweise zu Recht, angesichts der Informationen, die Brinnarde ihnen in den anderthalb Jahren, die er als Sekretär für ihn tätig gewesen war, geliefert haben musste. Brinnarde, seine rechte Hand in dem Projekt, hatte mit Sicherheit eine Reihe von weiteren Spionen in sämtlichen Bereichen seiner Organisation eingeschleust, sodass die Regierung vermutlich eine Menge über seine Aktivitäten und das Projekt selbst gegen ihn in der Hand hatte. Doch es gab auch Dinge, die er vor Brinnarde geheim gehalten hatte, Dinge also, von denen sie mit einiger Wahrscheinlichkeit keine Ahnung hatten. Trotzdem war es unmöglich, herauszufinden, was sie vorhatten. Manchmal fragte er sich, was passieren würde, wenn er den Fragestellern erklären würde: »In Wirklichkeit komme ich aus dem Weltall und habe die Absicht, die Welt zu erobern.« Es könnte interessante Reaktionen auslösen. Doch glauben würde man ihm wohl eher nicht.

Manchmal fragte er sich, was mit World Enterprises geschehen würde, jetzt, da er von jedem Kontakt zu seinem Konzern abgeschnitten war. Würde Farnsworth ihn übernehmen? Newton bekam weder Post noch Anrufe. In seinem Wohnzimmer stand ein Telefon, doch es klingelte nie, und es war ihm auch nicht gestattet, Anrufe zu tätigen. Das Telefon war blassblau und stand auf einem Mahagonitisch. Er hatte es verschiedentlich ausprobiert, doch jedes Mal hatte eine offensichtlich aufgezeichnete Stimme erklärt: »Es tut uns leid, aber dieser Anschluss ist gesperrt.« Die Stimme war angenehm, weiblich, künstlich. Sie gab keinerlei Auskunft darüber, aus welchem Grund das Telefon gesperrt war. Manchmal, wenn er einsam war oder ein bisschen beschwipst – er trank nicht mehr so viel wie zuvor, jetzt, da ein erheblicher Druck von ihm abgefallen war –, griff er nach dem Hörer, nur um die Stimme sagen zu hören: »Es tut uns leid, aber dieser Anschluss ist gesperrt.« Die Stimme klang sehr sanft; sie strahlte unendliche Höflichkeit und einen Hauch von Elektronik aus.

Der Arzt war pünktlich wie immer; der Wächter ließ ihn exakt um elf eintreten. Er trug seine Tasche selbst und wurde von einer Krankenschwester begleitet, deren betont ausdrucksloses Gesicht zu sagen schien: »Mir ist es egal, woran du stirbst; ich jedenfalls werde gewissenhaft meine

Arbeit erledigen.« Sie war blond und nach menschlichen Maßstäben hübsch. Der Arzt hieß Martinez und war Physiologe.

»Guten Morgen, Doktor«, begrüßte Newton ihn. »Was kann ich für Sie tun?«

Der Arzt lächelte mit einstudierter Lässigkeit. »Ein weiterer Test, Mr. Newton. Ein neuer kleiner Test.« Er hatte einen schwachen spanischen Akzent. Newton mochte ihn ganz gern; er war weniger formell als die meisten anderen Leute, mit denen er sich herumschlagen musste.

»Man sollte meinen, Sie wüssten mittlerweile alles, was Sie über mich erfahren wollen«, gab Newton zurück. »Sie haben mich geröntgt, mir Blut und Lymphflüssigkeit abgenommen, meine Hirnwellen aufgezeichnet, mich vermessen und meinen Knochen, der Leber und der Niere Proben entnommen. Ich kann mir nicht vorstellen, dass ich Ihnen noch weitere Überraschungen bieten könnte.«

Der Arzt schüttelte den Kopf und bedankte sich mit einem oberflächlichen Lachen. »Weiß Gott, Sie sind … sehr interessant für uns. Sie haben ziemlich ausgefallene Organe.«

»Ich bin eine Missbildung, Doktor.«

Wieder lachte der Arzt, doch diesmal klang es angestrengt. »Keine Ahnung, was wir machen würden, wenn Sie eine Blinddarmentzündung oder so was kriegen würden. Wir wüssten nicht mal, wo wir nachschauen sollten.«

Newton strahlte ihn an. »Sie bräuchten sich keine Mühe zu geben. Ich habe keinen Blinddarm.« Er lehnte sich in seinem Sessel zurück. »Aber vermutlich würden Sie mich trotzdem operieren. Wahrscheinlich hätten Sie Ihre helle

Freude daran, mich aufzuschneiden und nachzusehen, auf welche Kuriositäten Sie stoßen.«

»Ach, ich weiß nicht«, sagte der Arzt. »Tatsächlich war eins der ersten Dinge, die uns an Ihnen auffielen – also, nachdem wir Ihre Zehen gezählt hatten –, dass Sie keinen Wurmfortsatz haben. Es gibt sogar mehreres, was Sie nicht haben. Wir arbeiten mit hochmodernen Gerätschaften, wissen Sie.« Dann wandte er sich unvermittelt der Krankenschwester zu. »Würden Sie jetzt bitte die Nembucainspritze für Mr. Newton vorbereiten, Miss Griggs?«

Newton fuhr zusammen. »Ich habe Ihnen schon einmal gesagt, dass Narkotika keine Wirkung auf meine Nerven haben, abgesehen von Kopfschmerzen. Wenn Sie ohnehin vorhaben, mir Schmerzen zuzufügen, hat es doch keinen Sinn, die Sache noch schlimmer zu machen.«

Die Krankenschwester achtete nicht auf ihn, sondern fing an, die Spritze aufzuziehen. Martinez setzte jenes herablassende Lächeln auf, das offensichtlich für die hilflosen Versuche von Patienten reserviert war, die Riten der Medizin zu verstehen. »Möglicherweise ist Ihnen nicht bewusst, wie schmerzhaft es sein könnte, wenn wir keine Narkotika einsetzen würden.«

Newton verlor allmählich die Geduld. Während der letzten Wochen hatte das Gefühl, ein intelligenter Mensch zu sein, der von einem Haufen neugieriger und aufgeblasener Affen bedrängt wurde, stetig zugenommen. Nur saß er in dem Käfig, während die Affen kamen und gingen, ihn untersuchten und sich bemühten, Verständnis zu heucheln. »Haben Sie denn nicht das Resultat der Intelligenztests gesehen, denen man mich unterzogen hat, Doktor?«

Der Arzt öffnete eine Mappe, die auf dem Tisch lag, und entnahm ihr ein paar Formulare. Jedes Blatt war mit einem deutlichen Stempel versehen: *Streng geheim.* »Intelligenztests gehören nicht in meinen Zuständigkeitsbereich, Mr. Newton. Und wie Sie sicher wissen, sind all diese Informationen vertraulich.«

»Ja. Aber Sie kennen sie trotzdem.«

Der Arzt räusperte sich und machte sich daran, die Formulare auszufüllen. Datum, Testart. »Nun ja, man hört so einiges.«

Newton war mit seiner Geduld am Ende. »Kann ich mir vorstellen. Genauso wie Ihnen bewusst sein dürfte, dass ich doppelt so intelligent bin wie Sie. Können Sie mir die Fähigkeit zugestehen, zu wissen, ob ein lokales Betäubungsmittel bei mir wirkt oder nicht?«

»Wir haben Ihr Nervensystem ausgiebig untersucht. Es scheint keinen Grund dafür zu geben, dass Nembucain bei Ihnen anders wirken soll als … als bei jedem anderen.«

»Vielleicht verstehen Sie von Nervensystemen doch nicht so viel, wie Sie glauben.«

»Möglich.« Der Arzt hatte das Formular ausgefüllt und beschwerte es mit seinem Stift. Das war eigentlich nicht nötig, denn es gab hier drin weder Fenster noch einen Luftzug. »Durchaus möglich. Aber wie gesagt, das gehört nicht in meinen Zuständigkeitsbereich.«

Newton warf einen Blick auf die Krankenschwester, die mit der Spritze in der Hand bereit stand. Sie schien sich alle Mühe zu geben, so zu tun, als hörte sie nicht zu. Einen Augenblick fragte er sich, wie sie solche Leute daran hindern wollten, über ihren sonderbaren Gefangenen zu reden, oder sie von Reportern fernzuhalten – oder auch nur von Bridge-Abenden mit ihren Freunden. Vielleicht verdonnerte die Regierung alle, die mit ihm zu tun hatten, zu einer Art Quarantäne. Aber das wäre schwierig und gefährlich. Trotzdem gab man sich offensichtlich große Mühe mit ihm. Er fand es beinahe belustigend, dass er für die wenigen Menschen, die über seine Eigenarten Bescheid wussten, höchstwahrscheinlich ein Objekt wilder Spekulationen war.

»Was ist denn Ihr Zuständigkeitsbereich, Doktor?«

Der Arzt zuckte die Achseln. »Hauptsächlich Knochen und Muskeln.«

»Klingt angenehm.« Der Arzt nahm der Krankenschwester die Nadel ab und Newton krempelte resignierend seinen Hemdsärmel hoch.

»Sie könnten das Hemd auch gleich ausziehen«, sagte der Arzt. »Wir beschäftigen uns heute mit Ihrem Rücken.«

Ohne zu protestieren, knöpfte Newton das Hemd auf. Als er es halbwegs ausgezogen hatte, hörte er, wie die Krankenschwester nach Luft schnappte. Er sah zu ihr auf. Offensichtlich hatten sie ihr nicht viel erzählt, denn sie versuchte angestrengt, nicht auf seine Brust zu starren. Sie wies weder Brustwarzen noch Haare auf. Natürlich hatten sie seine Tarnung rasch durchschaut, sodass er inzwischen auf sie verzichtete. Er fragte sich, was passieren würde, wenn die Krankenschwester ihm nahe genug kam, um die Pupillen seiner Augen zu bemerken.

Als er das Hemd ganz abgestreift hatte, injizierte sie ihm je eine Dosis rechts und links der Wirbelsäule. Sie versuchte, behutsam zu sein, trotzdem fand er die Prozedur extrem schmerzvoll. Als dieser Teil vorbei war, fragte er: »Und was haben Sie jetzt vor?«

Der Arzt notierte den Zeitpunkt der Injektionen auf seinem Formular. »Zunächst warte ich zwanzig Minuten, bis die Wirkung des Nembucain … einsetzt. Dann entnehme ich Ihrer Wirbelsäule ein wenig Knochenmark.«

Newton sah ihn einen Moment schweigend an. Dann sagte er: »Haben Sie es denn immer noch nicht kapiert? Ich habe kein Knochenmark. Meine Knochen sind hohl.«

Der Arzt kniff die Augen zusammen. »Ach, Unsinn! Sie müssen Knochenmark haben. Die roten Blutkörperchen –«

Newton war es nicht gewohnt, anderen Leuten ins Wort zu fallen, aber diesmal tat er es. »Mit roten Blutkörperchen und Knochenmark kenne ich mich nicht aus. Aber über Physiologie weiß ich wahrscheinlich genauso gut Bescheid wie Sie. In meinen Knochen befindet sich kein Knochenmark. Und ich kann nicht behaupten, dass es mir gefällt, mich Ihren schmerzvollen Experimenten auszuliefern, nur damit Sie oder wer auch immer Ihre Vorgesetzten sein mögen, sich von meinen … Eigenheiten überzeugen können. Ich habe Ihnen schon x-mal erklärt, dass ich ein Mutant bin – ein Freak. Warum glauben Sie mir nicht einfach?«

»Tut mir leid«, sagte der Arzt. Er sah so aus, als meinte er es tatsächlich ernst.

Newton sah einen Moment am Kopf des Arztes vorbei auf eine schlechte Reproduktion von van Goghs »Frau aus Arles«. Was hatte die Regierung der Vereinigten Staaten mit der Frau aus Arles zu tun? »Eines Tages möchte ich mit Ihren Vorgesetzten sprechen«, sagte er. »Und während wir darauf warten, dass Ihr nutzloses Nembucain Wirkung zeigt, würde ich gern ein eigenes Schmerzmittel ausprobieren.«

Das Gesicht des Arztes war ausdruckslos.

»Gin«, sagte Newton. »Gin mit Wasser. Leisten Sie mir Gesellschaft?«

Der Arzt lächelte automatisch. Alle guten Ärzte lächeln über die Witze ihrer Patienten. Selbst von Forschungsphysiologen, deren Loyalität über jeden Zweifel erhaben ist, erwartet man ein solches Lächeln. »Tut mir leid«, antwortete er. »Aber ich bin im Dienst.«

Newton war überrascht über seine Gereiztheit. Dabei hatte er geglaubt, Dr. Martinez zu mögen. »Ach was, Doktor. Ich bin sicher, dass Sie ein sehr teurer Vertreter Ihres … Ihres Zuständigkeitsbereichs sind, mit einer mahagoniverkleideten Bar in Ihrer Praxis. Und ich verspreche Ihnen, dass ich Ihr Glas nicht so voll mache, dass Ihre Hand zittert, wenn Sie an meiner Wirbelsäule herumfummeln.«

»Ich habe keine Praxis«, gab der Arzt zurück. »Ich arbeite im Labor. Wir trinken normalerweise bei der Arbeit keinen Alkohol.«

Newton bedachte ihn mit einem unergründlichen Blick. »Nein, wahrscheinlich nicht.« Dann schweifte er weiter zu der Krankenschwester, doch als sie, jetzt sichtlich verunsichert, den Mund öffnete, kam er ihr zuvor. »Nein, das geht nicht. Vorschriften.« Er stand auf und lächelte auf sie herab. »Dann trinke ich eben allein.« Es war ein gutes Gefühl, größer zu sein als sie. Er trat an die Bar in der Ecke und füllte ein Glas mit Gin. Das Wasser ließ er weg, denn während er redete, hatte die Krankenschwester eine Reihe von Instrumenten auf das auf dem Tisch ausgebreitete Tuch gelegt. Verschiedene Nadeln, ein kleines Messer und mehrere Klemmen, alles aus rostfreiem Stahl. Sie funkelten hell.

* * *

Als der Arzt und die Krankenschwester gegangen waren, blieb er über eine Stunde bäuchlings auf dem Bett liegen. Er zog das Hemd nicht wieder an; sein Rücken war nackt, bis auf die Bandagen. Er fröstelte ein wenig – eine ungewohnte Empfindung für ihn –, trotzdem machte er keinen Versuch, sich zuzudecken. Der Schmerz war mehrere Minuten lang sehr intensiv gewesen, und auch wenn er jetzt vorbei war, hatte er ihn erschöpft, zusammen mit der Angst, die ihm vorausgegangen war. Bei dem Gedanken an Schmerz hatte er immer Angst empfunden, schon von Kindheit an.

Er hatte daran gedacht, dass sie genau wussten, welchen Schmerz sie ihm zufügten, ihn möglicherweise mit einer Art falsch verstandener Gehirnwäsche folterten, in der Hoffnung, seinen Widerstand zu brechen. Diese Vorstellung war besonders schrecklich, denn wenn sie zutraf, hätten sie damit gerade erst angefangen. Aber das war eher unwahrscheinlich. Trotz der Entschuldigung des andauernden Kalten Kriegs und der ganz realen Tyrannei, die neuerdings in einer Demokratie geduldet wurde, wäre es zu schwierig für sie gewesen, damit durchzukommen. Außerdem wurde in diesem Jahr gewählt. Es hatte schon die ersten Wahlkampfveranstaltungen gegeben, bei denen auf die Selbstherrlichkeit der machthabenden Partei angespielt worden war. In einer der Reden war sein Name gefallen. Mehrmals hatte man den Ausdruck »Vertuschung« verwendet.

Der einzige logische Grund für die schmerzvollen Untersuchungen musste eine Art bürokratischer Neugier sein. Wahrscheinlich wurde sie mit dem Wunsch gerechtfertigt, einen schlüssigen Beweis dafür vorzulegen, dass er kein Mensch war, nachzuweisen, dass er tatsächlich das war, was sie vermuteten – vermuteten, aber nicht zugeben konnten, weil es so absurd war. Wenn es das war, was sie glaubten (und dafür sprach einiges), waren sie von Anfang an auf dem Holzweg gewesen. Denn ganz gleich, welche nichtmenschlichen Eigenschaften sie finden würden, es wäre in jedem Fall plausibler, dass er eine menschliche Missbildung, eine Mutation, ein Freak war als der Bewohner eines anderen Planeten. Doch dieses Problem schien ihnen gar nicht bewusst zu sein. Welche Details konnten sie sich erhoffen, die sie im Großen und Ganzen nicht längst kannten? Und selbst, wenn sie es zweifelsfrei beweisen könnten, was konnten sie dann schon machen?

Doch darüber zerbrach er sich nicht den Kopf – es kümmerte ihn nicht, was sie über ihn herausfanden, nicht mal, was aus dem alten, dem uralten Plan werden sollte, den sie zwanzig Jahre zuvor in einem anderen Teil des Sonnensystems ausgetüftelt hatten. Ohne groß darüber nachzudenken, ging er davon aus, dass jetzt sowieso alles vorbei war, und fühlte sich ganz einfach erleichtert. Ihm war nur wichtig, dass sie ihre teuflischen Experimente, Tests und Befragungen abschlossen und ihn in Ruhe ließen. Gefangen zu sein, so wie jetzt, war kein Problem für ihn; in vielerlei Hinsicht entsprach es seinem Lebensstil mehr und auf befriedigendere Weise als die Freiheit.

7

Das FBI war durchaus höflich und sanft, doch nach zwei Tagen sinnloser Fragerei war Bryce zutiefst erschöpft und nicht einmal mehr imstande, sich über die Verachtung zu ärgern, die er hinter ihrer Freundlichkeit spürte. Hätten sie ihn nicht am dritten Tag entlassen, wäre er wahrscheinlich einfach zusammengebrochen. Dabei hatten sie ihn nicht einmal unter besonderen Druck gesetzt; offenbar maßen sie ihm keine besondere Bedeutung zu.

Am dritten Morgen kam der Mann wie üblich zum YMCA, um ihn abzuholen und die vier Blocks zum FBI-Gebäude in der Innenstadt von Cincinnati zu fahren. Das YMCA hatte erheblich zu seiner Erschöpfung beigetragen. Hätte er dem FBI die entsprechende Fantasie zugestanden, hätte er seine Unterbringung dort auf den bewussten Wunsch zurückgeführt, ihn mit der schäbigen Fröhlichkeit, den schmuddeligen Eichenmöbeln und den zahllosen, ungelesenen christlichen Traktaten in den Aufenthaltsräumen zu deprimieren.

Diesmal führte ihn der Mann in einen neuen Raum innerhalb des FBI-Gebäudes, einen Raum, der an das Sprechzimmer eines Zahnarztes erinnerte. Hier pikste ein Techniker ihn mit Injektionsnadeln, maß seinen Puls, Blutdruck und machte sogar Röntgenaufnahmen von seinem Schädel.

Das alles geschah im Zuge einer »routinemäßigen Identifikationsmethode«, wie jemand erklärte. Bryce konnte sich nicht vorstellen, was sein Puls mit einer potenziellen Identifikation zu tun haben könnte, hielt aber lieber den Mund. Dann waren sie plötzlich fertig, und der Mann, der ihn hergebracht hatte, sagte ihm, dass das FBI nichts dagegen einzuwenden habe, wenn er jetzt ging. Bryce warf einen Blick auf die Uhr. Halb elf.

Als er den Raum verließ und dem Flur zum Hauptausgang folgte, sah er zu seinem Schrecken, wie eine ältere Frau Betty Jo in den Raum brachte, den er soeben verlassen hatte. Sie lächelte ihm zu, sagte aber nichts, und die Frau bugsierte sie an ihm vorbei in den Raum.

Er war erstaunt über seine Reaktion. Trotz der Müdigkeit empfand er eine dumpfe Erregung, eine Art von Freude darüber, ihr wiederzubegegnen – und noch mehr, ein so offenherziges, pausbäckiges Wesen in diesem absurden, behäbig nüchternen Flur des FBI-Gebäudes zu sehen.

Draußen setzte er sich in der kalten Dezembersonne auf die Stufen vor dem Eingang und wartete auf sie. Es war fast Mittag, als sie herauskam und sich schwerfällig und schüchtern neben ihn setzte. In der kalten Luft wirkte ihr Parfüm warm – intensiv und süß. Ein forscher junger Mann mit Aktentasche eilte die Stufen hinauf und tat so, als sähe er sie nicht. Bryce wandte sich Betty Jo zu und war überrascht, ihre Augen geschwollen zu sehen, als hätte sie erst vor Kurzem geweint. Er betrachtete sie nervös. »Wo hat man Sie untergebracht?«

»Im YWCA.« Sie schauderte. »Es war nicht gerade angenehm.«

Eigentlich war es logisch, dass man sie dorthin geschickt hatte, aber er hatte nicht daran gedacht. »Ich war im Gegenstück«, sagte er, »im YMCA. Wie hat man Sie behandelt? Beim FBI, meine ich.«

Es kam ihm komisch vor, all diese Abkürzungen zu benutzen – YMCA, FBI.

»Nicht schlecht, würde ich sagen.« Sie schüttelte den Kopf und befeuchtete ihre Lippen. Bryce gefiel diese Geste; die Lippen waren voll und ungeschminkt und jetzt von der Kälte gerötet. »Aber sie haben mir eine Menge Fragen gestellt. Zu Tommy.«

Irgendwie fand er die Anspielung auf Newton peinlich. Er wollte jetzt noch nicht über ihn sprechen.

Sie spürte seine Verlegenheit – oder teilte sie. Nach einer Pause fragte sie: »Wollen wir zusammen mittagessen?«

»Gute Idee!« Er stand auf und zog den Mantel enger um sich. Dann beugte er sich zu ihr hinab und half ihr mit beiden Händen beim Aufstehen.

Sie hatten Glück und fanden ein gutes, ruhiges Restaurant, wo sie beide ein üppiges Essen bestellten. Die Zutaten waren ausschließlich natürlich, ohne künstliche Zusatzstoffe, und zum Nachtisch gab es sogar echten Kaffee, obwohl er 35 Cent pro Tasse kostete. Aber sie hatten beide Geld.

Während der Mahlzeit sprachen sie nur wenig und erwähnten Newton nicht mehr. Er fragte nach ihren Plänen und erfuhr, dass sie keine hatte. Als sie mit dem Essen fertig waren, fragte er: »Und was machen wir jetzt?«

Sie sah inzwischen besser aus, gefasster und fröhlicher. »Sollen wir in den Zoo gehen?«

»Warum nicht?« Es schien eine gute Idee zu sein. »Wir können ein Taxi nehmen.«

Möglicherweise wegen der Weihnachtszeit waren kaum Menschen im Zoo, was Bryce nur recht war. Die Tiere hielten sich alle im Innern ihrer Behausungen auf, und so wanderten sie von einem Gebäude zum nächsten und unterhielten sich angeregt. Ihm gefielen die großen, anmaßenden Raubkatzen, besonders die Panther, und ihr die bunt gefiederten Vögel. Er war dankbar und erfreut, dass sie sich aus Affen ebenso wenig machte wie er – er hielt sie für obszöne kleine Kreaturen. Es hätte ihn abgestoßen, wenn sie sie wie so viele andere Frauen niedlich oder lustig gefunden hätte. Er hatte noch nie etwas Lustiges an Affen gesehen.

Zu seiner Freude entdeckte er ausgerechnet am Eingang zum Aquarium einen Bierstand. Sie nahmen ihre Becher mit hinein, obwohl ein entsprechendes Schild es ausdrücklich verbot, und setzten sich im Halbdunkel vor ein großes Becken, in dem ein riesiger Seewolf hauste. Es war ein prächtiges, friedliches Geschöpf mit langen Barthaaren und grauer schuppiger Haut. Es betrachtete sie traurig, während sie ihr Bier tranken.

Nachdem sie eine Weile schweigend nebeneinandergesessen und den Seewolf beobachtet hatten, fragte Betty Jo: »Was glauben Sie, was die mit Tommy machen werden?«

Offensichtlich, so wurde ihm jetzt bewusst, hatte er nur darauf gewartet, dass sie darauf zu sprechen kam. »Keine Ahnung«, sagte er. »Aber ich glaube nicht, dass sie ihm wehtun oder so was.«

Betty Jo nahm einen Schluck Bier. »Sie haben gesagt, er wäre kein … kein Amerikaner.«

»Richtig.«

»Wissen Sie, ob das stimmt, Dr. Bryce?«

Er wollte schon sagen, dass sie ihn Nathan nennen solle, aber dann erschien es ihm in diesem Moment unpassend. »Wahrscheinlich haben sie Recht«, sagte er und fragte sich, wie um alles in der Welt sie ihn deportieren sollten, nachdem sie es herausgefunden hatten.

»Glauben Sie, dass man ihn lange festhält?«

Er erinnerte sich an die Röntgenaufnahme von Newtons Skelett und die Gründlichkeit des FBI, als man ihn in der kleinen Zahnarztpraxis getestet hatte. Plötzlich verstand er den Grund. Sie wollten sichergehen, dass er nicht auch Antheaner war. »Ja«, sagte er. »Wahrscheinlich sogar sehr lange. So lang es geht.«

Sie antwortete nicht, und er sah hinüber zu ihr. Sie hielt den Pappbecher mit beiden Händen auf ihrem Schoß fest und starrte hinein wie in einen Brunnen. Das schwache, diffuse Licht aus dem Becken des Seewolfs warf keine Schatten auf ihr Gesicht, und die klare Schlichtheit ihrer Züge, ihre konzentrierte Haltung auf der Bank erinnerten an eine feine Statue. Er betrachtete sie eine ganze Weile, ohne ein Wort.

Dann wandte sie sich ihm wieder zu, und es wurde offensichtlich, warum sie zuvor geweint hatte. »Sie werden ihn vermissen, nehme ich an«, sagte er. Dann trank er sein Bier aus.

Ihr Ausdruck veränderte sich nicht. Ihre Stimme war leise. »Ganz bestimmt«, sagte sie. »Kommen Sie, schauen wir uns den Rest der Fische an.«

Sie sahen sich die übrigen Fische an, aber keiner gefiel ihm so gut wie der alte Seewolf.

Als es Zeit wurde, ein Taxi zurück in die Stadt zu nehmen, wurde ihm bewusst, dass er dem Fahrer keine Adresse geben konnte – dass er keinen Ort hatte, an den er gehen konnte. Er sah Betty Jo an, die jetzt in der Sonne neben ihm stand, und fragte: »Wo werden Sie übernachten?«

»Das weiß ich nicht«, antwortete sie. »Ich kenne niemanden in Cincinnati.«

»Sie könnten zurück zu Ihrer Familie in … wie hieß es noch?«

»In Irvine. Es ist nicht weit.« Sie sah ihn traurig an. »Aber ich weiß nicht, ob ich das will. Wir sind nie gut miteinander ausgekommen.«

Ohne darüber nachzudenken, was es bedeutete, sagte er: »Wollen Sie bei mir bleiben? In einem Hotel vielleicht? Und wenn Sie wollen, suchen wir uns später eine Wohnung.«

Einen Augenblick wirkte sie verblüfft, und er hatte schon Angst, sie gekränkt zu haben. Doch dann machte sie einen Schritt auf ihn zu. »Mein Gott, ja! Ich glaube, wir sollten zusammenbleiben, Dr. Bryce.«

8

Während des zweiten Monats seiner Inhaftierung fing er wieder an, übermäßig viel zu trinken, und wusste selbst nicht so recht, warum. Einsamkeit war es nicht, denn seit er sich Bryce gegenüber offenbart hatte, hatte er kein Bedürfnis mehr nach Gesellschaft. Auch der immense Druck, der seit Jahren auf ihm gelastet hatte, war von ihm abgefallen, jetzt, da die Sache leichter war und die Verantwortung sich in Luft aufgelöst hatte. Nur ein größeres Problem war geblieben, das als Rechtfertigung für seine Trinkerei hätte dienen können, nämlich die Frage, ob er mit seinem Plan weitermachen sollte, falls die Regierung es ihm jemals erlaubte. Doch mit dieser Frage beschäftigte er sich nur selten, egal ob betrunken oder nüchtern, denn die Aussicht, in dieser Hinsicht irgendeine Wahl zu haben, erschien ihm eher vage.

Nach wie vor las er viel und hatte eine neue Vorliebe für avantgardistische Literatur entwickelt, insbesondere für die schwierige, streng formale Poetik kleiner Zeitschriften – *Sestinen, Villanellen, Balladen* –, die zwar in puncto Inhalt oder Erkenntnis wenig hergaben, ihn jedoch linguistisch häufig faszinierten. Er versuchte sich sogar selbst an einem Gedicht, einem italienischen Sonett in Alexandrinern, musste jedoch einsehen, dass er erstaunlich unbegabt war, noch bevor er sich durch die Oktave gekämpft hatte. Er spielte mit dem Gedanken, es eines Tages auf Antheanisch zu probieren.

Auch wissenschaftliche und historische Werke verschlang er. Seine Bewacher waren recht großzügig, ganz gleich, ob es um die Beschaffung von Büchern oder Gin ging; nie runzelte der Steward, der ihm das Essen brachte und die Wohnung sauber hielt, auch nur die Stirn oder ließ ihn warten, wenn er um irgendetwas bat. Alle schienen bewundernswert geschickt im Umgang mit ihm. Einmal bestellte er, nur um zu sehen, was passieren würde, eine arabische Übersetzung von Mitchells *Vom Wind verweht*. Der Steward zuckte nicht mal mit der Wimper und hatte sie innerhalb von fünf Stunden besorgt. Da er Arabisch nicht lesen konnte und sich ohnehin nicht viel aus Romanen machte, benutzte er den schweren Wälzer als Buchstütze in einem seiner Regale.

Der einzig ernsthafte Einwand, den er gegen seine Gefangenschaft hatte, war, dass er sich manchmal danach sehnte, im Freien zu sein, und darüber hinaus hätte er hin und wieder gern Betty Jo oder Nathan Bryce um sich gehabt, die beiden einzigen Menschen auf dem Planeten, die er als Freunde bezeichnet hätte. Auch Anthea vermisste er manchmal – seine Frau lebte dort, seine Kinder –, aber die Erinnerung an sie blieb verschwommen. Er dachte nicht mehr so oft an sein Zuhause. Er hatte sich seiner Umgebung angepasst.

Nach zwei Monaten schienen sie ihre körperlichen Untersuchungen abgeschlossen zu haben, die ihm ein paar unschöne Erinnerungen und leichte, wiederkehrende Rückenschmerzen eingebracht hatten. Ihre Verhöre waren inzwischen auf stumpfsinnige Weise eintönig geworden; offensichtlich fiel ihnen nichts mehr ein, was sie hätten fragen können. Und doch hatte niemand ihm die offensichtlichste aller Fragen gestellt; niemand hatte je wissen wollen, ob er von einem anderen Planeten stammte. Inzwischen war er sicher, dass sie es vermuteten, aber er wurde nie direkt danach gefragt. Hatten sie Angst, ausgelacht zu werden, oder war das Teil einer ausgefeilten psychologischen Strategie? Manchmal war er drauf und dran, ihnen die ganze Wahrheit zu sagen, die sie ihm ohnehin nicht abnehmen würden. Oder zu behaupten, er sei vom Mars oder von der Venus gekommen, und darauf zu beharren, bis sie überzeugt waren, dass er ein Spinner war. Aber so dämlich könnten sie unmöglich sein.

Und dann änderten sie eines Nachmittags plötzlich ihre Taktik. Es war erst eine ziemliche Überraschung und am Ende eine Erleichterung.

Das Verhör begann wie üblich. Der Ermittler, ein gewisser Mr. Bowen, hatte ihn von Anfang an mindestens einmal pro Woche befragt. Keiner der diversen Beamten hatten ihm seinen Rang offenbart, doch hatte er immer den Verdacht gehabt, dass Bowen einen anderen Status hatte als die anderen. Sein Sekretär wirkte eine Spur effizienter, seine Kleidung eine Spur teurer, die Ringe unter den Augen eine Spur dunkler. Vielleicht war er ein Staatssekretär oder ein hochrangiger Mitarbeiter der CIA. Außerdem verfügte er offensichtlich über ein besonderes Maß an Intelligenz.

Er trat ein und begrüßte Newton freundschaftlich, bevor er in einem Sessel Platz nahm und sich eine Zigarette ansteckte. Newton mochte den Qualm nicht, hatte aber längst aufgegeben, dagegen zu protestieren. Außerdem besaß der Raum eine Klimaanlage. Der Sekretär setzte sich an Newtons Schreibtisch. Zum Glück rauchte er nicht. Newton grüßte beide höflich, erhob sich jedoch nicht von der Couch, als sie hereinkamen. All das hatte etwas von einem sinnlosen Katz-und-Maus-Spiel, aber es machte ihm nichts aus, mitzumachen.

Normalerweise kam Bowen recht schnell auf den Punkt. »Ich muss zugeben, dass Sie uns nach wie vor ein Rätsel sind, Mr. Newton«, sagte er. »Wir wissen immer noch nicht, wer Sie sind oder woher Sie kommen.«

Newton sah ihm direkt in die Augen. »Ich bin Thomas Jerome Newton aus Idle Creek, Kentucky. Ich bin eine Laune der Natur. Sie haben meine Geburtsurkunde im Standesamt von Bassett County gesehen. Dort wurde ich 1918 geboren.«

»Dann wären Sie jetzt siebzig. Und sehen höchstens aus wie vierzig.«

Newton zuckte die Achseln. »Wie gesagt, ich bin eine Missgeburt. Ein Mutant. Möglicherweise eine ganz neue Spezies. Das ist doch nicht illegal, oder?« All das war auch schon vorher gesagt worden, aber es machte ihm nichts aus, es zu wiederholen.

»Nein. Aber wir halten Ihre Geburtsurkunde für eine Fälschung. Und das wäre durchaus illegal.«

»Können Sie das beweisen?«

»Wahrscheinlich nicht. Was Sie machen, hat Hand und Fuß, Mr. Newton. Wenn Sie Worldcolor-Filme erfinden konnten, dürfte es Ihnen meiner Meinung nach keine großen Schwierigkeiten machen, eine Geburtsurkunde zu fälschen. Natürlich wäre ein Eintrag aus dem Jahr 1918 schwer zu überprüfen. Es dürfte kaum noch jemand aus der Zeit leben. Aber wir haben auch niemanden finden können, der Sie als Kind gekannt hat. Und was noch merkwürdiger ist, nicht mal jemanden, der Sie vor mehr als fünf Jahren kannte.« Bowen drückte seine Zigarette aus und kratzte sich am Ohr, als wäre er in Gedanken woanders. »Würden Sie mir bitte noch einmal erklären, warum das so ist, Mr. Newton?« Newton fragte sich träge, ob Ermittler eine Spezialausbildung bekommen hatten, um ihre Techniken zu lernen, etwa das Kratzen am Ohr, oder ob sie sich das aus irgendwelchen Filmen abgeguckt hatten.

Er gab dieselbe Antwort wie immer. »Weil ich ein solches Monster war, Mr. Bowen. Meine Mutter sorgte dafür, dass mich so gut wie niemand zu sehen bekam. Wie Ihnen sicher aufgefallen ist, gehöre ich nicht zu denen, die rebellieren, wenn sie eingesperrt werden. Und es war damals nicht schwierig, Kinder einzusperren. Vor allem nicht in diesem Teil von Kentucky.«

»Sie sind nie zur Schule gegangen?«

»Nie.«

»Und trotzdem sind Sie einer der gebildetsten Menschen, denen ich je begegnet bin.« Dann, ehe Newton antworten konnte, setzte Bowen noch hinzu: »Ja, ich weiß. Sie haben auch den Verstand eines Monsters.« Bowen unterdrückte ein Gähnen. Er wirkte furchtbar gelangweilt.

»Richtig.«

»Sie haben sich also in irgendeinem obskuren Elfenbeinturm in Kentucky versteckt, bis Sie fünfundsechzig wurden, und niemand hat Sie je zu Gesicht bekommen oder von Ihnen gehört?« Bowen schenkte ihm ein müdes Lächeln.

Das klang natürlich absurd, aber daran konnte er nichts ändern. Offensichtlich würde nur ein Dummkopf so etwas glauben, doch irgendeine Art von Geschichte brauchte er nun mal. Er hätte sich mehr Mühe geben, ein paar Dokumente fälschen und ein paar Beamte bestechen können, um eine überzeugendere Vergangenheit für sich zu erfinden, aber man hatte sich bereits dagegen entschieden, lange bevor er Anthea verließ, weil es zu riskant und den Aufwand nicht wert war. Allein einen Experten zu finden, der die Geburtsurkunde fälschte, war schwierig und gefährlich gewesen.

»Richtig«, nickte er lächelnd. »Niemand hat je von mir erfahren, abgesehen von ein paar längst verstorbenen Verwandten, bis ich fünfundsechzig war.«

Dann sagte Bowen plötzlich etwas, das neu war. »Und dann haben Sie beschlossen, von Stadt zu Stadt zu ziehen und Ringe zu verkaufen?« Seine Stimme klang jetzt scharf. »Sie hatten – aus Material vor Ort, nehme ich an – etwa hundert goldene Ringe für sich gemacht, alle identisch. Und dann mit fünfundsechzig Jahren über Nacht beschlossen, sie zu verscherbeln?«

Das war eine Überraschung. Sie hatten die Ringe noch nie zuvor erwähnt, obwohl er davon ausgegangen war, dass sie davon wussten. Newton lächelte über die abstruse Erklärung, die er dazu abgeben musste. »Richtig«, sagte er.

»Und ich nehme an, das Gold haben Sie aus dem Garten ausgegraben, die Edelsteine mithilfe eines Chemiebaukastens hergestellt und die Gravuren eigenhändig mit einer

Sicherheitsnadel eingeritzt? All das, damit Sie die Ringe für weniger, als die Steine wert waren, an kleine Juweliergeschäfte verhökern konnten?«

Newton war belustigt; er konnte nicht anders. »Ich bin auch ziemlich exzentrisch, Mr. Bowen.«

»So exzentrisch nicht«, gab Bowen zurück. »So exzentrisch ist kein Mensch.«

»Nun, wie würden Sie es denn erklären?«

Bowen zögerte einen Moment und steckte sich eine neue Zigarette an. Trotz seiner zur Schau gestellten Gereiztheit war seine Hand vollkommen ruhig. Dann sagte er: »Ich glaube, dass Sie die Ringe in einem Raumschiff mitgebracht haben.« Dann hob er leicht die Brauen. »Was sagen Sie jetzt?«

Newton war schockiert, ließ sich aber nichts anmerken. »Interessant«, sagte er.

»Ja, stimmt. Und noch interessanter, wenn Sie bedenken, dass wir etwa fünf Meilen entfernt von der Stadt, in der Sie Ihren ersten Ring verkauften, die Überreste eines seltsamen Gefährts gefunden haben. Vielleicht ist es Ihnen nicht bewusst, aber der Rumpf, den Sie dort zurückgelassen haben, war im entscheidenden Frequenzbereich immer noch radioaktiv. Er hatte den Van-Allen-Strahlungsgürtel passiert.«

»Ich habe keine Ahnung, wovon Sie reden«, gab Newton zurück. Es war eine schwache Antwort, aber was anderes konnte er nicht sagen. Das FBI war gründlicher, als er gedacht hätte. Es folgte eine längere Pause. Dann sagte Newton: »Wenn ich mit einem Raumschiff auf der Erde gelandet wäre, hätte ich dann nicht eine bessere Methode gehabt, an

Geld zu kommen, als Ringe zu verkaufen?« Eine Zeit lang hatte er gedacht, dass es ihm mehr oder weniger egal wäre, ob sie die Wahrheit über ihn herausfanden oder nicht, doch jetzt merkte er, dass ihm diese neuen Fragen und ihre Direktheit zusetzten.

»Was würden Sie denn tun, wenn Sie, sagen wir, von der Venus gekommen wären und Geld brauchten?«, fragte Bowen.

Zum ersten Mal in seinem Leben hatte Newton Schwierigkeiten, seine Stimme unter Kontrolle zu halten. »Wenn Bewohner der Venus Raumschiffe bauen könnten, wären Sie vermutlich auch imstande, Geld zu fälschen.«

»Und wo würden Sie auf der Venus einen Zehndollarschein hernehmen, den Sie fälschen könnten?«

Newton blieb stumm. Bowen griff in seine Jackentasche, förderte ein kleines Objekt zutage und legte es auf den Tisch neben sich. Der Sekretär blickte einen Moment auf und wartete, dass einer von beiden etwas sagte, offensichtlich, um es mitzuschreiben. Newton blinzelte. Das Objekt auf dem Tisch war eine Aspirindose.

»Das Falschgeld bringt uns auf noch etwas anderes, Mr. Newton.«

Jetzt wusste er, worüber Bowen sprechen würde, und es gab wirklich nicht viel, was er dagegen tun konnte. »Wo haben Sie das her?«, fragte er.

»Einer unserer Leute hat es gefunden, als er Ihr Hotelzimmer in Louisville durchsuchte. Das war vor zwei Jahren – gleich nachdem Sie sich im Aufzug das Bein gebrochen hatten.«

»Seit wann durchsuchen Sie meine Hotelzimmer?«

»Seit einer ganzen Weile, Mr. Newton.«

»Dann müssten Sie schon längst einen Grund gehabt haben, mich zu verhaften. Warum haben Sie das nicht getan?«

»Nun ja«, gab Bowen zurück. »Natürlich wollten wir erst einmal rauskriegen, was Sie mit dem Raumschiff, das Sie in Kentucky bauen wollten, vorhatten. Außerdem müssen Sie bedenken, dass die Sache ziemlich heikel ist. Sie sind ein extrem reicher Mann geworden, Mr. Newton, und wir können nicht einfach hingehen und ungestraft reiche Männer festnehmen – besonders wenn wir den Staat vernünftig regieren wollen und unsere einzige Anklage gegen den reichen Mann darin besteht, dass er von einem Ort wie der Venus stammt.« Er beugte sich vor, und jetzt klang seine Stimme sanfter. »*Ist* es die Venus, Mr. Newton?«

Newton erwiderte sein Lächeln. Eigentlich hatte die neue Information die Dinge nicht groß verändert. »Ich habe nie etwas anderes als Idle Creek, Kentucky, gesagt.«

Bowen betrachtete nachdenklich die Aspirindose. Er legte sie auf seine Handfläche und sagte: »Wie Sie sicher wissen, besteht diese Dose aus Platin, was einigermaßen auffällig ist, wie Sie zugeben müssen. Dazu kommt, dass es in Anbetracht der – der Qualität des Materials und der Herstellung, wie es so schön heißt, eine überaus miese Imitation der echten Bayer-Aspirindose ist. Beispielsweise ist sie einen guten halben Zentimeter zu lang, und die Farben stimmen überhaupt nicht. Auch das Scharnier entspricht nicht der Art, wie Bayer sie macht.« Er sah Newton an. »Es ist nicht etwa ein besseres Scharnier – nur anders.« Er lächelte wieder. »Aber das wahrscheinlich Auffallendste überhaupt ist, dass das Kleingedruckte auf der Dose fehlt, Mr. Newton. Stattdessen finden sich dort nur ein paar verschwommene Zeilen, die aussehen wie Schrift.«

Newton fühlte sich unbehaglich und ärgerte sich, weil er nicht daran gedacht hatte, die Dose zu zerstören. »Und was folgern Sie aus alledem?«, fragte er, obwohl die Folgerungen glasklar waren.

»Wir folgerten, dass jemand die Dose gefälscht hatte, so gut es ihm von einer Abbildung in einer Fernsehreklame möglich war.« Bowen lachte kurz. »Von einem Fernsehgerät in einer sehr abgelegenen Gegend.«

»Idle Creek ist eine sehr abgelegene Gegend«, erklärte Newton.

»Die Venus auch. Im Drugstore von Idle Creek kann man Aspirindosen von Bayer samt Inhalt für einen Dollar das Stück kaufen. Es gibt überhaupt keinen Grund, in Idle Creek seine eigenen Dosen zu basteln.«

»Nicht mal, wenn man zufällig ein exzentrischer Freak mit extrem ausgefallenen Neigungen ist?«

Bowen wirkte immer noch amüsiert – möglicherweise über sich selbst. »Kaum«, sagte er. »Aber eigentlich könnten Sie jetzt auch endlich reinen Tisch machen.« Er musterte Newton aufmerksam. »Einer der faszinierendsten Aspekte daran ist, dass ein … dass jemand mit Ihrer Intelligenz so viele Fehler machen konnte. Was glauben Sie, warum wir auf die Idee kamen, Sie hochzunehmen, als Sie in Chicago waren? Sie hatten zwei Monate Zeit, darüber nachzudenken.«

»Keine Ahnung.«

»Genau das meine ich. Offenbar seid ihr – Antheaner, stimmt's? – nicht daran gewöhnt, so zu denken wie wir. Ich glaube, dass jeder normale menschliche Krimileser durchschaut hätte, dass wir ein Mikrofon in Ihrem Hotelzimmer in Chicago versteckt haben würden, als Sie sich Dr. Bryce gegenüber erklärten.«

Newton war so verblüfft, dass er eine ganze Minute kein Wort herausbekam. Dann sagte er schließlich: »Nein, Mr. Bowen, ganz offensichtlich denken Antheaner anders als Sie Menschen. Aber wir würden auch niemanden zwei Monate einsperren, um ihm Fragen zu stellen, deren Antworten wir bereits kennen.«

Bowen zuckte die Achseln. »Moderne Regierungen agieren oft sehr rätselhaft, um ihre Wunder zu vollbringen. Allerdings war es auch nicht meine Idee, Sie festzunehmen, sondern die des FBI. Irgendwer ganz oben bekam Panik. Man hatte Angst, Sie könnten mit diesem Fährboot die Welt in die Luft jagen. Tatsächlich war das von Anfang an die Theorie des FBI. Seine Agenten verfassten Berichte über das Projekt, und die Abteilungsleiter versuchten, zu entscheiden, wann Sie es gegen Washington oder New York einsetzen würden.« Er schüttelte den Kopf. »Seit Edgar Hoover gehört das zum Arsenal unserer verdammten, apokalyptischen Hirngespinste.«

Abrupt stand Newton auf und schenkte sich einen Drink ein. Bowen bat ihn, gleich drei zu machen. Dann stand er ebenfalls auf und starrte, die Hände in den Taschen vergraben, eine Weile auf seine Schuhe, bis Newton mit den Drinks zurückkam.

Als er Bowen und dem Sekretär die Gläser reichte – der Sekretär wich seinem Blick aus, als er seins entgegennahm –, fiel ihm etwas ein. »Aber als die Leute vom FBI Ihre Aufnahme hörten – ich gehe davon aus, dass Sie eine Aufzeichnung gemacht haben –, müssen sie doch ihre Meinung geändert haben.«

Bowen nahm einen Schluck von seinem Drink. »Ehrlich gesagt haben wir das FBI diesbezüglich nie informiert. Wir haben den Kollegen dort bloß angewiesen, Sie für uns festzunehmen. Der Mitschnitt hat mein Büro nie verlassen.«

Noch eine Überraschung. Doch Überraschungen waren in letzter Zeit so häufig geworden, dass er sich allmählich an sie gewöhnte. »Wie können Sie sie daran hindern, die Herausgabe zu verlangen?«

»Nun«, sagte Bowen. »Ich kann es Ihnen ja jetzt ruhig sagen. Zufällig habe ich das Glück, Direktor der CIA zu sein. In gewisser Weise stehe ich daher über dem FBI.«

»Dann müssen Sie – wie war noch der Name – Van Brugh sein? Ich habe von Ihnen gehört.«

»In der CIA hält man sich gern bedeckt«, sagte Bowen – oder Van Brugh. »Jedenfalls wussten wir, was wir über Sie wissen wollten, nachdem wir das Tonband hatten. Und aus der Tatsache Ihres Geständnisses schlossen wir, dass Sie wahrscheinlich auch vor dem FBI die ganze Geschichte ausplaudern würden, wenn man Sie einbuchten würde – was wie gesagt unmittelbar bevorstand. Das aber wollten wir vermeiden, weil wir dem FBI nicht trauen. Wir leben in gefährlichen Zeiten, Mr. Newton. Man hätte womöglich das Problem, mit dem wir uns herumschlugen, dadurch gelöst, dass man Sie umlegte.«

»Und Sie haben nicht die Absicht, mich umzulegen?«

»Wir haben natürlich daran gedacht. Ich war allerdings nie dafür, hauptsächlich, weil wir damit womöglich die

Gans, die goldene Eier legt, getötet hätten – egal, wie gefährlich Sie sein mögen.«

Newton leerte sein Glas und schenkte sich gleich wieder nach.

»Im Moment haben wir im Verteidigungsministerium eine ganze Reihe von Entwürfen für Waffen liegen. Sie beruhen auf Informationen, die wir uns vor mehr als drei Jahren aus Ihren privaten Unterlagen beschafft haben. Wie gesagt, es sind gefährliche Zeiten, und es gibt verschiedene Möglichkeiten, Sie für uns einzusetzen. Ich nehme an, dass Sie als Antheaner sich mit Waffen bestens auskennen.«

Newton zögerte einen Augenblick und starrte auf seinen Drink. Dann sagte er ruhig: »Wenn Sie gehört haben, wie ich mich mit Dr. Bryce unterhalten habe, wissen Sie, was wir Antheaner uns mit unseren Waffen angetan haben. Ich denke gar nicht daran, die Machtgier der Vereinigten Staaten von Amerika zu unterstützen. Im Übrigen wäre ich dazu auch gar nicht imstande, selbst wenn ich es wollte. Ich bin kein Wissenschaftler. Ich wurde wegen meiner körperlichen Kondition, nicht wegen meines Wissens für diese Reise ausgewählt. Von Waffen verstehe ich so gut wie nichts. Weniger als Sie, fürchte ich.«

»Sie haben auf Anthea doch sicher Waffen gesehen oder wenigstens davon gehört.«

Newton gewann seine Fassung allmählich zurück, vielleicht wegen des Alkohols. Er fühlte sich nicht länger in der Defensive. »Sie haben Autos gesehen, Mr. Van Brugh. Könnten Sie aus dem Stand heraus einem Höhlenbewohner erklären, wie man eins baut? Nur mit dem Material, das ihm dort zur Verfügung steht?«

»Nein. Aber ich könnte einem Höhlenbewohner das Prinzip eines Verbrennungsmotors erklären. Falls ich überhaupt einen modernen Höhlenbewohner finden würde. Und wenn es ein schlauer Höhlenbewohner wäre, könnte er damit auch etwas anstellen.«

»Wahrscheinlich würde er sich dabei umbringen«, sagte Newton. »In jedem Fall werde ich Ihnen dabei nicht behilflich sein, egal, was Ihnen das wert sein mag.« Erneut leerte er sein Glas. »Ich nehme an, dass Sie versuchen könnten, mich zu foltern.«

»Reine Zeitverschwendung, fürchte ich«, sagte Van Brugh. »Der Grund für unsere dummen Fragen während der letzten zwei Monate war eine Art von Psychoanalyse, wissen Sie. Wir hatten Kameras hier drin, die Lidschlagzahlen und Ähnliches aufzeichneten. Wir haben bereits entschieden, dass Folter bei Ihnen keinen Zweck hätte. Unter Schmerzen würden Sie zu schnell den Verstand verlieren, und wir wissen einfach nicht genügend über Ihre Psychologie – Schuldgefühle, Ängste und dergleichen –, um Sie einer Gehirnwäsche unterziehen zu können. Außerdem haben wir Sie mit Drogen vollgepumpt – Hypnotika und Betäubungsmittel – und festgestellt, dass sie nicht wirken.«

»Was wollen Sie also tun? Mich erschießen?«

»Nein, ich fürchte, nicht mal das wäre möglich. Jedenfalls nicht ohne die Einwilligung des Präsidenten, und die bekommen wir nicht.« Dann lächelte er finster. »Verstehen Sie, Mr. Newton, trotz aller kosmischen Faktoren, die wir berücksichtigen müssen, ist das Ganze letzten Endes eine Frage praktischer, menschlicher Politik.«

»Politik?«

»Wir schreiben das Jahr 1988. Das ist ein Wahljahr. Der Präsident kann nach zwei Amtsperioden nicht erneut antreten, und er hat es aus sicherer Quelle – wussten Sie, dass Watergate nichts verändert hat – *gar nichts* – der Präsident benutzt uns Mitarbeiter der CIA, um die andere Partei auszuspionieren, wussten Sie das? –, dass die Demokraten diese Sache zu einer Art Dreyfus-Affäre aufbauschen würden, wenn wir nicht entweder eine ausreichend begründete Anklage gegen Sie erheben oder Sie mit unserer aufrichtigen Bitte um Entschuldigung laufen lassen.«

Newton lachte. »Und wenn Sie mich erschießen, könnte die Partei des Präsidenten die Wahl verlieren?«

»Die Demokraten haben Ihre Kollegen aus der Industrie bereits vorgewarnt. Und diese Herrschaften haben eine Menge Einfluss, wie Ihnen bekannt sein dürfte. Sie beschützen sich gegenseitig.«

Jetzt lachte Newton noch lauter. Es war das erste Mal in seinem Leben, dass er tatsächlich aus vollem Hals lachte. Es war nicht bloß ein Glucksen, ein Kichern oder Schnauben, sondern ein lautes, schallendes Lachen. Schließlich sagte er: »Dann lassen Sie mich also gehen?«

Van Brugh lächelte bitter. »Morgen. Ab morgen sind Sie ein freier Mann.«

9

Seit mehr als einem Jahr fand er es zunehmend schwierig, eine Einstellung zu dieser oder jener Frage zu finden. Das war keine für sein Volk typische Eigenschaft, aber irgendwie hatte er sie sich angeeignet. Während der fünfzehn Jahre, in denen er gelernt hatte, Englisch zu sprechen, ein Hemd zuzuknöpfen, eine Krawatte zu binden, sich Baseballergebnisse, Automarken und zahllose andere Informationsschnipsel einzuprägen, von denen sich so viele als unnötig entpuppten, hatte er weder seine eigene Rolle noch den Plan, für dessen Umsetzung er ausgewählt worden war, je in Zweifel gezogen. Und jetzt, nachdem er fünf Jahre tatsächlich unter den Menschen gelebt hatte, war er nicht imstande, seine Gefühle angesichts einer so eindeutigen Sache wie seiner Entlassung aus dem Gefängnis zu definieren. Und was er von dem Plan halten sollte, wusste er inzwischen auch nicht mehr, was wiederum dazu führte, dass er kaum noch darüber nachdachte. Er war sehr menschlich geworden.

Am Morgen gab man ihm seine Tarnungsaccessoires zurück. Es kam ihm seltsam vor, sie wieder zu benutzen, bevor er in die Welt zurückkehrte, und es war auch albern – für wen sollte er sich jetzt noch maskieren? Doch er war froh, die Kontaktlinsen wieder einsetzen zu können, weil sie seinen Augen einen menschlicheren Ausdruck verliehen. Ihre Lichtfilter schützten die Augen vor den Strapazen der Helligkeit, die selbst die dunkle Brille, die er den ganzen Tag trug, nicht ganz hatte abhalten können. Und als er sie eingesetzt hatte und sich im Spiegel betrachtete, war er erleichtert, wieder wie ein Mensch auszusehen.

Ein Mann, den er noch nie gesehen hatte, holte ihn ab und führte ihn einen Gang entlang. Er wurde von Leuchttafeln, die unter dem Patent der W. E. Corporation hergestellt worden waren, erhellt und von bewaffneten Soldaten bewacht. Sie betraten einen Aufzug.

Das Licht darin war unerträglich grell. Er setzte die dunkle Brille auf. »Was haben Sie den Zeitungen über die Angelegenheit erzählt?«, fragte er, obwohl ihn das eigentlich nicht interessierte.

Der Mann, der bis jetzt geschwiegen hatte, entpuppte sich als recht sympathisch. Er war klein, untersetzt und hatte unreine Haut. »Damit habe ich nichts zu tun«, sagte er freundlich, »aber ich glaube, man hat es so dargestellt, als habe man Sie aus Sicherheitsgründen in Schutzhaft genommen. Ihre Arbeit sei von entscheidender Bedeutung für die Verteidigung des Landes. So ungefähr.«

»Werden Reporter auf mich warten? Wenn ich rauskomme?«

»Das glaube ich nicht.« Der Aufzug hielt. Die Tür öffnete sich in einen anderen beleuchteten Gang. »Wir werden Sie sozusagen durch die Hintertür hinausschmuggeln.«

»Jetzt gleich?«

»In etwa zwei Stunden. Vorher gibt es noch ein paar Routineangelegenheiten. Wir müssen Ihren Fall sozusagen abschließen. Dafür bin ich verantwortlich.« Sie folgten dem Gang, der sehr lang und wie der Rest des Gebäudes viel zu hell beleuchtet war. »Sagen Sie, warum hat man Sie eigentlich hier festgehalten?«, fragte der Mann.

»Wissen Sie das nicht?«

»Man hält sich hier eher bedeckt.«

»Informiert Mr. Van Brugh Sie denn nicht?«

Der Mann lächelte. »Van Brugh erzählt niemandem etwas, außer vielleicht dem Präsidenten, und dann auch nur das, was er für nötig hält.«

Am Ende des Gangs – oder des Tunnels, er war nicht sicher, was es war – führte eine Tür in eine Art überdimensionale Zahnarztpraxis. Alles blitzte vor Sauberkeit, die Wände waren blassgelb gekachelt. Es gab den üblichen Zahnarztstuhl, flankiert von mehreren, beunruhigend neu wirkenden Maschinen. Ein Mann und zwei Frauen erwarteten ihn höflich lächelnd in blassgelben Kitteln, die perfekt zu den Kacheln passten. Er hatte mit Van Brugh gerechnet – warum, wusste er selbst nicht –, doch von ihm war nichts zu sehen. Der Mann, der ihn abgeholt hatte, führte ihn zu dem Stuhl. Er grinste. »Ich weiß, es sieht gruselig aus, aber man wird Ihnen keine Schmerzen zufügen. Ein paar Routinetests, hauptsächlich zu Identifikationszwecken.«

»Mein Gott«, sagte Newton. »Habt ihr mich denn nicht genug getestet?«

»Wir nicht, Mr. Newton. Tut mir leid, wenn wir etwas wiederholen, was die CIA schon erledigt hat. Aber wir sind vom FBI und brauchen das Zeug für unsere Unterlagen. Sie wissen schon, Blutgruppe, Fingerabdrücke, EEG, solche Sachen.«

»Na schön.« Resignierend setzte er sich auf den Stuhl. Van Brugh hatte gesagt, dass Regierungen gelegentlich rätselhaft agieren, um ihre Wunder zu vollbringen. In jedem Fall würde es nicht lange dauern.

Eine Zeit lang piesackten sie ihn mit Injektionsnadeln, Fotokameras und allerlei metallischen Instrumenten. Sie klebten Elektroden auf seinen Schädel und Handgelenke, um die Hirnwellen und den Puls zu messen. Einige Resultate mussten sie erstaunen, das wusste er, aber sie ließen sich nichts anmerken. Alles war, genau wie der FBI-Mann gesagt hatte, eine Routineangelegenheit.

Nach ungefähr einer Stunde rollten sie eine Maschine an seinen Stuhl, sehr dicht an ihn heran, und forderten ihn auf, die Brille abzunehmen. Die Maschine hatte zwei Linsen im Augenabstand, die ihn fragend zu mustern schienen. Beide Linsen waren mit einer schwarzen Gummikappe ausgestattet, ähnlich wie Augenmuscheln.

Sofort packte ihn die Angst. Wenn sie nichts über die Eigenheiten seiner Augen wussten … »Was haben Sie damit vor?«

Der Techniker mit dem gelben Kittel zog ein kleines Lineal aus seiner Brusttasche und hielt es quer über Newtons Nase, um den Abstand zu messen. Seine Stimme war ausdruckslos. »Wir machen nur ein paar Aufnahmen von Ihnen«, sagte er. »Es tut nicht weh.«

Eine der Frauen lächelte professionell und griff nach seiner dunklen Brille. »Wir nehmen Sie Ihnen nur kurz ab …«

Ruckartig bewegte er seinen Kopf von ihr weg und hob eine Hand, um sein Gesicht zu schützen. »Moment mal! Was für Fotos?«

Der Mann an der Maschine zögerte. Dann warf er dem FBI-Mann, der an der Wand saß, einen Blick zu. Der nickte freundlich. Daraufhin erklärte der Mann mit dem gelben Kittel: »Eigentlich sind es zwei Arten von Aufnahmen, Sir, beide auf einmal. Eine ist eine routinemäßige Identifikationsaufnahme Ihrer Netzhaut, zur Erkennung der Blutgefäßmuster. Das ist die beste Identifizierungsmöglichkeit, die es gibt. Die andere ist eine Röntgenaufnahme. Wir wollen die Verknöcherungen auf der Innenseite Ihres Hinterhauptbeins aufnehmen – an der Rückseite des Schädels.«

Newton versuchte aufzustehen. »Nein!«, sagte er. »Sie wissen nicht, was Sie da tun.«

Schneller, als er es für möglich gehalten hätte, war der FBI-Mann hinter ihm und zog ihn auf den Stuhl zurück. Er war unfähig, sich zu bewegen. Wahrscheinlich war es dem FBI-Mann gar nicht bewusst, aber selbst eine Frau hätte ihn mit Leichtigkeit festhalten können. »Tut mir leid, Sir«, sagte der Mann hinter ihm. »Aber diese Aufnahmen brauchen wir.«

Newton versuchte sich zu beruhigen. »Haben Sie denn keine Informationen über mich erhalten? Wissen Sie nicht, was mit meinen Augen los ist? Das war doch bekannt!«

»Was ist mit Ihren Augen?«, fragte der Mann mit dem gelben Kittel. Er wirkte ungeduldig.

»Sie reagieren empfindlich auf Röntgenstrahlen. Dieses Gerät …«

»Kein Mensch kann Röntgenstrahlen sehen.« Der Mann verzog offensichtlich gereizt den Mund. »Derartige Frequenzen kann man nicht sehen.« Er nickte der Frau zu, die Newton unbehaglich lächelnd erneut die Brille absetzte.

Angesichts des hellen Lichts im Raum musste er die Augen zusammenkneifen.

»Ich schon«, sagte er blinzelnd. »Ich sehe völlig anders als Sie.« Und dann: »Ich zeige Ihnen, wie meine Augen funktionieren. Wenn Sie mich loslassen, werde ich meine … meine Kontaktlinsen entfernen.«

Der FBI-Mann hielt ihn weiter fest. »Kontaktlinsen?«, fragte der Facharzt. Er beugte sich vor und sah sich Newtons Augen aufmerksam an. Dann richtete er sich wieder auf. »Sie tragen keine Kontaktlinsen.«

Newton überkam ein Gefühl, das er schon lange nicht mehr gehabt hatte: Panik. Die Helligkeit im Raum war beklemmend; das Licht schien im Takt seines Herzschlags um ihn herum zu pulsieren. Seine Stimme fühlte sich belegt an, wie betrunken. »Es ist eine … neue Linsenart. Eine Membran, kein Kunststoff. Wenn Sie mich einen Moment loslassen, zeige ich es Ihnen.«

Der Mund des Facharztes war noch immer verzogen. »So etwas gibt es nicht«, sagte er. »Ich habe seit zwanzig Jahren Erfahrung mit Kontaktlinsen und …«

In dem Moment mischte sich der FBI-Mann hinter ihm mit einem wunderbaren Satz ein. »Lass es ihn doch versuchen, Arthur«, sagte er und ließ Newtons Arm wieder los. »Immerhin ist er ein Steuerzahler.«

Newton stieß einen erleichterten Seufzer aus. Dann sagte er: »Ich brauche einen Spiegel.« Er kramte in seinen Taschen herum und geriet erneut in Panik. Er fand die kleine Spezialpinzette nicht, die er zur Entfernung der Membran brauchte. »Tut mir leid, aber ich brauche ein Werkzeug dafür. Vielleicht habe ich es in meinem Zimmer vergessen …«

Der FBI-Mann lächelte geduldig. »Sie müssen verstehen«, sagte er. »Wir haben nicht den ganzen Tag Zeit. Und ich käme da nicht rein, selbst wenn ich wollte.«

»Na gut«, sagte Newton. »Haben Sie vielleicht eine kleine Pinzette? Vielleicht schaffe ich es damit auch.«

Der Facharzt zog eine Grimasse. »Moment.« Er murmelte etwas vor sich hin und zog eine Schublade auf. Innerhalb weniger Sekunden hatte er eine Sammlung von glänzenden Instrumenten zusammengestellt – Pinzetten, Quasi-Pinzetten und pinzettenähnliche Werkzeuge, deren Funktion Newton nicht bekannt war. Er legte sie in einer Reihe auf den Tisch neben dem Zahnarztstuhl.

Eine der Frauen hatte Newton bereits einen runden Spiegel gereicht. Jetzt nahm er eine kleine Pinzette mit stumpfen Enden heraus. Sie hatte nicht viel Ähnlichkeit mit der, die eigens dafür gemacht war, aber vielleicht ging es damit auch. Er klappte sie ein paar Mal auf und zu. Vielleicht war sie ein bisschen zu groß, aber er musste es versuchen.

Dann merkte er, dass er den Spiegel nicht ruhig halten konnte. Er bat die Frau, ihn festzuhalten. Sie trat näher und übernahm den Spiegel, hielt ihn aber zu nah an sein Gesicht. Sie musste ihn ein wenig zurückzuziehen und den Winkel so einstellen, dass er sich gut sehen konnte. Er blinzelte immer noch. Der Mann mit dem gelben Kittel klopfte ungeduldig mit dem Fuß auf den Boden. Es hörte sich an, als folgte der Rhythmus dem Pulsieren des Lichts im Raum.

Als er die Hand mit der Pinzette an die Augen führte, fingen seine Finger an, unkontrollierbar zu zittern. Rasch zog er die Hand wieder zurück. Er versuchte es noch einmal, schaffte es aber nicht, das Ding an sein Auge heranzubringen. Diesmal zitterte seine Hand noch stärker. »Tut mir leid«, sagte er. »Geben Sie mir nur noch eine Sekunde ...« Doch die Hand zog sich unwillkürlich von seinem Auge zurück, aus Furcht vor dem Instrument und seinen verfluchten, zitternden, unbeherrschbaren Fingern. Die Pinzette fiel ihm aus der Hand, in den Schoß. Er tastete nach ihr und sah dann stöhnend den FBI-Mann an, der ihn ausdruckslos beobachtete. Er räusperte sich, immer noch blinzelnd. Warum musste die Beleuchtung so grell sein? »Könnte ich wohl einen Drink haben?«, sagte er. »Ein Glas Gin?«

Der Mann lachte unvermutet los. Doch diesmal hörte sich das Lachen nicht freundlich an. Es klang scharf, kalt, brutal und hallte in dem gekachelten Raum wider.

»Na, hören Sie«, sagte der Mann und setzte ein nachsichtiges Lächeln auf. »Also wirklich ...«

Verzweifelt griff er erneut nach der Pinzette. Wenn er nur eine der Membranen teilweise lösen könnte, und selbst wenn er dabei das Auge verletzte, würden sie sagen können ... *Wieso kam nicht Van Brugh und erklärte es ihnen?* Es wäre besser für ihn, nur ein Auge zu ruinieren als beide der Maschine auszusetzen, diesen Linsen, die in seinen Schädel spähen wollten, um aus irgendwelchen idiotischen Gründen die Verknöcherungen auf der Rückseite seines Schädels von innen zu zählen, sie durch seine Augen, seine empfindsamen Augen hindurch zu zählen.

Mit einem Mal legten sich die Hände des FBI-Manns wieder um seine Handgelenke, drehten seine Arme – diese Arme, die nicht die Kraft hatten, sich gegen die Stärke eines Menschen zur Wehr zu setzen – auf den Rücken und hielten sie dort fest. Dann schob jemand eine Art Klemme über seinen Kopf und befestigte sie an den Schläfen. »Nein«, sagte er leise, bebend. »Nein!« Er konnte den Kopf nicht mehr bewegen.

»Tut mir leid«, sagte der Arzt. »Tut mir leid, aber wir müssen Ihren Kopf ruhig stellen.« Er hörte sich überhaupt nicht so an, als täte es ihm leid. Dann schob er die Maschine direkt an Newtons Gesicht heran und drehte an einem Knopf, um die Linsen und Augenmuscheln wie ein Fernglas auf Newtons Augen zu setzen.

Und Newton reagierte zum zweiten Mal innerhalb von zwei Tagen auf eine neue, sehr menschliche Art und Weise. Er schrie. Zuerst unartikuliert, dann merkte er, wie er Worte bildete: *»Wisst ihr denn nicht, dass ich kein Mensch bin?«* Die Augenmuscheln blockierten alles Licht. Er konnte nichts und niemanden erkennen. *»Ich bin doch gar kein Mensch!«*

»Na, hören Sie«, sagte der FBI-Mann hinter ihm.

Und dann sah Newton einen silbernen Blitz, der ihm heller erschien, als die Mittagssonne eines Hochsommertags einem Mann vorkommen muss, der aus einem dunklen Zimmer tritt und sich zwingt, mit offenen Augen zu ihr aufzuschauen, bis sie sich verdunkelten. Dann spürte er, wie der Druck auf seinem Gesicht nachließ, und wusste, dass sie die Maschine weggerollt hatten.

Erst nachdem er zwei Mal gestürzt war, untersuchten sie seine Augen und entdeckten, dass er blind war.

10

Man behielt ihn ohne jeglichen Kontakt zur Außenwelt sechs Wochen in einem regierungseigenen Krankenhaus, wo die von der Regierung beauftragten Ärzte nichts für ihn tun konnten. Die lichtempfindlichen Zellen seiner Netzhäute waren fast vollständig versengt und konnten visuelle Eindrücke nicht besser unterscheiden als eine stark überbelichtete Fotoplatte. Nach einigen Wochen schaffte er es, Licht und Dunkel zu erkennen, oder merkte, dass das große, dunkle Objekt direkt vor ihm tatsächlich ein großes, dunkles Objekt war. Aber das war auch schon alles – keine Farben, keine Formen.

In dieser Phase dachte er wieder an Anthea zurück. Zuerst tauchten alte und verstreute Erinnerungen in seinem Gedächtnis auf, meist aus seiner Kindheit. Er erinnerte sich an ein bestimmtes, schachähnliches Spiel, das er als Kind geliebt hatte – man spielte es mit durchsichtigen Würfeln auf einem runden Brett. Er ertappte sich dabei, wie er sich an die komplexen Regeln erinnerte, wonach die blassgrünen Würfel mehr galten als die grauen, wenn sie ein Viereck bildeten. Dann fielen ihm die Musikinstrumente ein, die er gespielt hatte, die Bücher, die er gelesen hatte, vor allem die Geschichtsbücher, und das automatische Ende seiner Kindheit durch seine Heirat mit zweiunddreißig Anthea-Jahren –

oder fünfundvierzig nach der Zählweise der Menschen. Er hatte sich seine Frau nicht selbst ausgesucht, obwohl das gelegentlich vorkam, sondern seiner Familie gestattet, die Wahl für ihn zu treffen. Die Ehe hatte funktioniert und war angenehm gewesen. Leidenschaft hatte sie nicht gekannt, aber die Antheaner waren auch keine leidenschaftlichen Wesen. Jetzt, als er blind in einem Krankenhaus der Vereinigten Staaten lag, merkte er, dass er zärtlicher an seine Frau dachte als je zuvor. Er vermisste sie und wünschte, sie wäre bei ihm. Manchmal weinte er.

Da er nicht fernsehen konnte, hörte er gelegentlich Radio. Der Regierung, so erfuhr er, war es nicht gelungen, seine Blindheit geheim zu halten. Die Demokraten benutzten ihn ausgiebig für ihren Wahlkampf. Was ihm passiert war, bezeichneten sie als Paradebeispiel für die Arroganz und Verantwortungslosigkeit der Regierung.

Nach der ersten Woche empfand er keinen Groll mehr auf sie. Wie soll man auf Kinder böse sein? Van Brugh entschuldigte sich verlegen; es sei ein Missverständnis gewesen, er habe nicht gewusst, dass das FBI nicht über Newtons Eigenartigkeiten aufgeklärt worden war. Newton war klar, dass Van Brugh sich nicht wirklich für ihn interessierte, sondern sich nur Sorgen darüber machte, was er, Newton, letzten Endes der Presse sagen, welche Namen er nennen würde. Newton versicherte ihm müde, dass er nichts anderes sagen würde, als dass es ein unvermeidbarer Unfall gewesen war. Nicht irgendjemandes Schuld – nur ein Unfall.

Dann erzählte Van Brugh ihm eines Tages, dass er das Tonband vernichtet habe. Ihm sei von Anfang an klar gewesen, dass es ohnehin niemand glauben würde. Man würde es für gefälscht oder Newton für verrückt oder sonst was halten, aber nicht glauben, dass es echt war.

Newton fragte ihn, ob er es glaubte.

»Natürlich glaube ich es«, antwortete Van Brugh gelassen. »Mindestens sechs Leute wissen und glauben es. Der Präsident gehört dazu und auch der Außenminister. Aber wir haben die Aufzeichnungen trotzdem vernichtet.«

»Warum?«

»Nun«, antwortete Van Brugh kalt lächelnd, »beispielsweise, weil wir nicht als der größte Haufen von Spinnern in die Geschichte eingehen wollen, der dieses Land je regiert hat.«

Newton legte das Buch beiseite, mit dem er Braille geübt hatte. »Dann kann ich meine Arbeit in Kentucky wieder aufnehmen?«

»Möglicherweise. Ich weiß es nicht. Wir werden Sie jede Minute überwachen, für den Rest Ihres Lebens. Doch wenn die Demokraten gewinnen, werde ich meinen Platz räumen müssen. Deshalb weiß ich es nicht.«

Newton griff wieder nach dem Buch. Einen Moment lang hatte er sich dafür interessiert, was um ihn herum vorging, zum ersten Mal seit Wochen. Doch dieses Interesse war genauso schnell verflogen, wie es gekommen war. Er lachte leise. »Interessant«, sagte er.

* * *

Als er das Krankenhaus in Begleitung einer Pflegerin verließ, wartete eine Menschenmenge vor dem Gebäude. Im hellen Sonnenlicht konnte er ihre Umrisse erkennen und das Stimmengewirr hören. Eine Gasse wurde für ihn freigehalten, vermutlich von einem Polizisten, und die Pflegerin führte ihn zu seinem Wagen. Er hörte schwachen Applaus. Zweimal stolperte er, fiel aber nicht hin. Die Pflegerin führte ihn fachmännisch; sie würde monate-, vielleicht auch jahrelang bei ihm bleiben, so lange, wie er sie brauchte. Sie hieß Shirley und war, soweit er das beurteilen konnte, ziemlich dick.

Plötzlich griff jemand nach seiner Hand und drückte sie vorsichtig. Eine große Person stand vor ihm. »Gut, dass Sie wieder bei uns sind, Mr. Newton.« Farnsworths Stimme.

»Danke, Oliver.« Er fühlte sich sehr erschöpft. »Wir haben eine Menge zu besprechen.«

»Ja. Die Fernsehleute filmen Sie, wissen Sie, Mr. Newton.«

»Oh, das war mir nicht klar.« Er sah sich um und versuchte vergeblich, die Umrisse einer Kamera zu entdecken. »Wo steht die Kamera?«

»Rechts von Ihnen«, sagte Farnsworth leise.

»Drehen Sie mich bitte in ihre Richtung. Wollte mir jemand eine Frage stellen?«

Eine Stimme, offensichtlich die des Fernsehkommentators, meldete sich neben ihm. »Duane Whitely von CBS-Television, Mr. Newton. Können Sie mir sagen, wie es sich anfühlt, wieder draußen zu sein?«

»Nein«, sagte Newton. »Noch nicht.«

Der Kommentator wirkte keineswegs erstaunt. »Was sind Ihre Pläne für die Zukunft«, fragte er weiter, »nach allem, was Sie durchgemacht haben?«

Newton war es endlich gelungen, die Kamera zu erkennen, und wandte sich ihr zu, fast ohne sich des Publikums, sowohl hier in Washington als auch an den Fernsehgeräten im ganzen Land, bewusst zu sein. Er dachte an ein anderes Publikum. Er lächelte vage. Waren es die Wissenschaftler auf Anthea? Oder seine Frau?

»Wie Sie wissen, habe ich an einem Projekt der Weltraumforschung gearbeitet«, sagte er. »Mein Unternehmen war mit einer ziemlich großen Aufgabe beschäftigt. Wir wollten ein Raumschiff ins Sonnensystem senden, um die Strahlung zu messen, die bislang interplanetarische Flüge verhindert.«

Er machte eine Pause, um Luft zu holen und merkte, dass sein Kopf und die Schultern schmerzten. Vielleicht war es wieder die Schwerkraft, nachdem er so lange im Bett gelegen hatte.

»Während meiner Isolierung, die in keinster Weise unangenehm war, habe ich viel Zeit zum Nachdenken gehabt.«

»Ja?«, sagte der Kommentator, um die Pause zu überbrücken.

»Ja.« Newton lächelte sanft, bedeutungsvoll, ja glücklich, für die Kamera, für sein Zuhause. »Ich habe beschlossen, dass das Projekt zu ehrgeizig war. Ich werde es aufgeben.«

1990:
Ikarus ertrinkend

1

Beim ersten Mal hatte Nathan Bryce Thomas Jerome Newton über eine Rolle Zündplättchen entdeckt. Diesmal war es eine Tonaufnahme. Er fand sie genauso zufällig wie die Zündplättchen, doch ihre Bedeutung war – zumindest teilweise – viel direkter erkennbar als die der Zündplättchen. Es war im Oktober 1990, in einem Walgreens Drugstore in Louisville, ein paar Blocks von dem Apartment entfernt, in dem Bryce mit Betty Jo Mosher zusammenlebte. Sieben Monate nach Newtons kleinem Abschiedsgruß im Fernsehen.

Sowohl Bryce als auch Betty Jo hatten einen großen Teil ihrer Gehälter von World Enterprises gespart; deshalb war es noch nicht wirklich notwendig, dass Bryce für ihren Lebensunterhalt arbeitete, zumindest für ein oder zwei Jahre. Trotzdem hatte er einen Job als Berater bei einem Hersteller von wissenschaftlichem Spielzeug angenommen, eine Aufgabe, mit der sich, wie er mit einer gewissen Befriedigung feststellte, der Kreis seiner Karriere innerhalb der Chemie perfekt schloss. Eines Tages auf dem Heimweg von der Arbeit betrat er den Drugstore. Eigentlich wollte er bloß Schnürsenkel kaufen, doch dann blieb er am Eingang stehen, wo ein großer Metallkasten voller Tonaufnahmen unter einem Schild mit der Aufschrift »Ausverkauf, 89 Cents«

stand. Bryce war schon immer ein Schnäppchenjäger gewesen. Er durchstöberte die Karten, sah sich hin und wieder eine näher an und stieß dann auf eine amateurhaft wirkende, deren Titel ihm sofort auffiel. Seit Schallplattenaufnahmen auf kleinen Stahlkugeln aufgezeichnet wurden, verpackten die Hersteller sie gewöhnlich in Plastikbehälter, an denen eine große Plastikkarte befestigt war. Sie zeigte ein kunstvoll aufgemachtes Cover und die gewöhnlich belanglosen Zusatzinformationen, die man von den altmodischen quadrofonen Schallplatten kannte. Doch die Karte dieses Behälters bestand nur aus Pappe und zeigte keine Abbildung. In dem billigen Versuch, ebenso kreativ wie die anderen zu sein, waren alle Angaben zu der Aufnahme klein geschrieben. Der Titel lautete: *gedichte aus dem all.* Und auf der Rückseite der Karte stand: *wir garantieren, dass sie die sprache nicht kennen, sich aber wünschen werden, es wäre anders! sieben himmlische gedichte eines mannes, den wir »besucher« nennen.*

Ohne zu zögern ging Bryce mit der Aufnahme in eine Kabine, legte die Kugel ins Magazin und schaltete das Gerät ein. Die Sprache, der er jetzt lauschte, war tatsächlich sehr ungewöhnlich: traurig, fließend, von langen Vokalen getragen, ein eigenartiges Auf und Ab, komplett unverständlich. Doch die Stimme war ohne jeden Zweifel die von T.J. Newton.

Er schaltete das Gerät aus. Ganz unten auf der Karte stand:

AUFNAHME: »DRITTE RENAISSANCE«,
SULLIVAN STREET DREIUNDZWANZIG, NEW YORK …

Die »dritte Renaissance« befand sich in einem Loft. Das Personal bestand aus einem einzigen Mann, einem eleganten jungen Schwarzen mit einem überdimensionalen Schnurrbart. Zum Glück war er ziemlich gesprächig, als Bryce bei ihm auftauchte, und erklärte bereitwillig, dass der »Besucher« der Aufnahme ein reicher Spinner namens Tom Soundso sei, der irgendwo im Village lebte. Dieser Irre, so schien es, hatte sich persönlich an das Studio gewandt und alle Kosten für die Herstellung und Vermarktung der Aufnahme selbst getragen. Wahrscheinlich sei er in einer Kneipe um die Ecke anzutreffen, dem Key and Chain.

Das Key and Chain war ein Überbleibsel jener alten Cafés, die in den Siebzigerjahren eingegangen waren. Zusammen mit ein paar anderen hatte es überlebt, indem es eine Bar installierte und billigen Schnaps verkaufte. Es gab weder Bongotrommeln noch Plakate für Dichterlesungen – ihre Ära war lange vorbei –, aber an den Wänden prangten laienhafte Gemälde, billige Holztische standen überall im Raum verteilt, und die wenigen Gäste waren sorgfältig als Penner aufgemacht. Thomas Jerome Newton war nicht darunter.

Bryce bestellte einen Whiskey Soda an der Bar und trank ihn langsam, entschlossen, wenigstens ein paar Stunden auszuharren. Aber er hatte gerade erst mit dem zweiten Drink angefangen, als Newton hereinkam. Zuerst erkannte Bryce ihn gar nicht. Newton ging jetzt leicht gebückt und schwerfälliger als früher. Er trug die übliche dunkle Brille, jetzt aber auch einen weißen Gehstock, und dazu – absurder ging es kaum – einen grauen weichen Filzhut. Eine dicke Pflegerin in Uniform führte ihn am Arm. Sie brachte ihn an einen Einzeltisch im hinteren Teil des Raums, half ihm beim Hinsetzen und verschwand wieder. Newton drehte sich zur Bar und sagte: »Guten Tag, Mr. Elbert!« Der Barkeeper antwortete: »Bin gleich bei Ihnen, Dad.« Dann öffnete er eine Flasche Gordon's Gin, stellte sie zusammen mit einer Flasche Angostura Bitters und einem Glas auf ein Tablett und trug es hinüber an Newtons Tisch. Newton zog einen Geldschein aus der Hemdtasche, überreichte ihn dem Barkeeper und lächelte vage. »Stimmt so.«

Bryce beobachtete ihn aufmerksam von der Bar aus. Newton tastete nach dem Glas, fand es und füllte es zur Hälfte mit Gin, bevor er einen großzügigen Schuss Bitters dazukippte. Er nahm kein Eis und rührte den Drink auch nicht um, sondern fing sofort an zu trinken. Plötzlich fragte Bryce sich, fast in Panik, was er Newton sagen sollte, nachdem er ihn jetzt gefunden hatte. Sollte er etwa sein Glas nehmen, zu ihm rübergehen und sagen: »Ich habe im Lauf des letzten Jahres meine Meinung geändert. Ich möchte nun doch, dass die Antheaner die Erde übernehmen. Ich habe die Zeitungen gelesen, und jetzt bin ich dafür, dass sie das Kommando übernehmen.« Es kam ihm lächerlich vor, jetzt, da er den Antheaner endlich vor sich hatte – und Newton einen so jämmerlichen Eindruck machte. Diese schockierende Unterhaltung damals in Chicago erschien ihm jetzt wie aus einem Traum oder von einem anderen Stern.

Er beobachtete den Antheaner eine ganze Weile und erinnerte sich daran, wie er ihr Projekt, Newtons Fährschiff, zum letzten Mal aus dem Flugzeug der Air Force gesehen hatte, das Betty Jo, ihn selbst und fünfzig weitere Mitarbeiter aus der Anlage in Kentucky abgeholt hatte.

Während ihm diese Bilder durch den Kopf schossen, hätte er fast vergessen, wo er war. Er erinnerte sich an das elegante, absurde Schiff, das sie alle zusammen in Kentucky gebaut hatten, erinnerte sich an die Freude, die er an seiner Arbeit gefunden hatte, und daran, wie er für eine Weile dermaßen in die Probleme von Metall und Keramik, Temperatur- und Druckverhältnissen vertieft gewesen war, dass er tatsächlich das Gefühl hatte, sein Leben drehe sich um etwas Sinnvolles, etwas, das sich lohnte. Wahrscheinlich hatten Teile des Raumschiffs inzwischen angefangen zu rosten, es sei denn, das FBI hatte das ganze Ding schon in Thermoplaste eingeschweißt und nach Washington verschickt, um es im Keller des Pentagon zu archivieren. Auf alle Fälle wäre es nicht das erste Mal, dass die Behörden eine Hoffnung auf Rettung zerschlagen hatten.

Erfüllt von der Stimmung, die diese Erinnerungen hervorgerufen hatten, dachte er *und wenn schon,* stand auf und schlenderte rüber zu Newtons Tisch. Dort setzte er sich und sagte mit ruhiger, bedächtiger Stimme: »Hallo, Mr. Newton.«

Newtons Stimme klang genauso gelassen. »Nathan Bryce?«

»Ja.«

»Tja«, sagte Newton und trank das Glas aus, das er in der Hand hielt. »Ich bin froh, dass Sie gekommen sind. Ich habe mir schon gedacht, dass Sie es vielleicht tun würden.«

Aus irgendeinem Grund verwirrte ihn der Klang von Newtons Stimme, vielleicht wegen des Anflugs von Beiläufigkeit darin. Plötzlich fühlte Bryce sich unbeholfen. »Ich habe Ihre Tonaufnahme gefunden«, sagte er. »Die mit den Gedichten.«

Newton lächelte leicht. »Ja? Wie haben sie Ihnen gefallen?«

»Nicht besonders.« Er hatte versucht, selbstbewusst zu klingen, als er das sagte, hatte jedoch das Gefühl, höchstens trotzig zu wirken. Er räusperte sich. »Warum haben Sie sie eigentlich gemacht?«

Newton lächelte immer noch. »Es ist wirklich erstaunlich, dass Menschen die Dinge nicht zu Ende denken«, antwortete er. »Zumindest hat mir das mal ein CIA-Agent gesagt.« Er goss sich einen neuen Drink ein, und Bryce beobachtete, dass seine Hand dabei zitterte. Dann stellte er die Flasche unsicher wieder hin. »Die Aufnahme hat nichts mit Gedichten zu tun. Es ist eher so etwas wie ein Brief.«

»Ein Brief an wen?«

»An meine Frau, Mr. Bryce. Und an einige kluge Köpfe in meiner Heimat, die mich auf dieses … dieses Leben vorbereitet haben. Ich hatte gehofft, dass die Aufnahme hin und wieder im UKW-Radio gespielt würde. Sie wissen ja, nur Ultrakurzwellen können Klänge zwischen den Planeten übertragen. Aber soweit ich weiß, ist sie bisher noch nicht gelaufen.«

»Was sagt sie denn?«

»Ach, ›Lebt wohl‹ oder ›Schert euch zum Teufel‹. So was in der Richtung.«

Bryce fühlte sich inzwischen zunehmend unbehaglich. Eine Sekunde lang wünschte er, dass er Betty Jo mitgebracht hätte. Betty Jo hatte ein wundervolles Talent dafür, andere zur Vernunft zu bringen, Dinge verständlich, ja sogar erträglich zu machen. Aber Betty Jo bildete sich nun mal ein, in T.J. Newton verliebt zu sein, und das wäre möglicherweise noch schlimmer als das hier. Er schwieg, weil er einfach nicht wusste, was er sagen sollte.

»Also schön, Nathan – ich nehme an, Sie haben nichts dagegen, wenn ich Sie Nathan nenne. Nun haben Sie mich gefunden, aber was wollen Sie von mir?« Newton lächelte zwischen den Gläsern und seinem lächerlichen Hut. Das Lächeln schien so alt wie der Mond; es war kein bisschen menschlich.

Plötzlich war Bryce alles nur peinlich, das Lächeln, Newtons schwerer, müder, schrecklich erschöpfter Tonfall. Er schenkte sich einen Drink ein, bevor er antwortete, wobei er versehentlich mit dem Flaschenhals sein Glas berührte. Dann trank er und warf dabei einen langen Blick auf Newton und das flache, matte Grün seiner Brille. Er umklammerte sein durchsichtiges Plastikglas mit beiden Händen und hatte die Ellbogen aufgestützt. »Ich möchte, dass Sie die Welt retten, Mr. Newton.«

Newtons Lächeln veränderte sich nicht, und seine Antwort kam wie aus der Pistole geschossen. »Ist sie es wert, Nathan?«

Er war nicht hierhergekommen, um Witze zu machen. »Ja«, antwortete er. »Ich glaube schon. Ich jedenfalls möchte mein Leben zu Ende leben.«

Abrupt beugte sich Newton vor, der Bar zugewandt. »Mr. Elbert«, rief er. »Mr. Elbert!«

Der Barkeeper, ein kleiner Mann mit einem traurigen, verkniffenen Gesicht, schreckte aus seinen Träumereien auf. »Ja, Dad?«, antwortete er freundlich.

»Mr. Elbert«, sagte Newton. »Ist Ihnen bewusst, dass ich kein menschliches Wesen bin? Wussten Sie, dass ich von einem anderen Planeten namens Anthea stamme und mit einem Raumschiff hierhergekommen bin?«

Der Barkeeper zuckte die Achseln. »Ja, davon hab ich gehört.«

»Nun, es ist wahr«, gab Newton zurück. »Ja, wirklich.« Er machte eine Pause, und Bryce starrte ihn an – schockiert nicht von dem, was Newton gesagt hatte, sondern von dem kindischen, halbwüchsigen, albernen Ton, der in seiner Stimme mitschwang. Was hatte man ihm angetan? Hatten sie ihn wirklich nur geblendet?

Newton rief erneut dem Barkeeper etwas zu. »Wissen Sie, warum ich auf diese Welt gekommen bin, Mr. Elbert?«

Diesmal blickte der Barkeeper nicht mal mehr auf. »Nein, Dad«, gab er zurück. »Davon hab ich nichts gehört.«

»Tja, ich bin gekommen, um euch zu retten.« Newtons Stimme war präzise, spöttisch, enthielt aber auch eine Spur von Hysterie. »Ich bin hier, um euch alle zu retten.«

Bryce sah, wie der Barkeeper in sich hineingrinste. Dann sagte er, immer noch hinter der Bar sitzend: »Dann legen Sie mal lieber einen Zahn zu, Dad. Wir brauchen die Rettung schnell.«

Daraufhin ließ Newton den Kopf hängen, ob aus Scham, Verzweiflung oder Müdigkeit, hätte Bryce nicht zu sagen vermocht. »Ach, ja, richtig«, sagte er fast unhörbar. »Wir brauchen die Rettung schnell.« Dann hob er den Kopf und lächelte Bryce zu. »Sehen Sie Betty Jo hin und wieder?«

Er war überrumpelt. »Ja …«

»Wie geht es ihr? Wie geht es Betty Jo?«

»Nicht schlecht. Sie vermisst Sie.« Und dann: »Wie Mr. Elbert gesagt hat: Wir brauchen sie schnell. Können Sie uns retten?«

»Nein. Tut mir leid.«

»Gibt es nicht die geringste Chance?«

»Nein. Natürlich nicht. Die Behörden wissen alles über mich …«

»Haben Sie es ihnen erzählt?«

»Möglicherweise, aber es war gar nicht nötig. Sie scheinen es schon lange gewusst zu haben. Ich glaube, wir waren sehr naiv.«

»Wer? Sie und ich?«

»Sie. Ich. Meine Leute zu Hause. Mein kluges Volk …« Dann rief er leise: »Wir waren naiv, Mr. Elbert.«

Elbert antwortete ebenso leise. »Ist das wahr, Dad?« Er klang aufrichtig beunruhigt, als glaubte er einen Moment tatsächlich, was Newton sagte.

»Sie haben einen weiten Weg hinter sich.«

»O ja, da haben Sie recht. Auf einem kleinen Schiff. Weiter ging es, immer weiter … Es war eine sehr lange Reise, Nathan, aber ich habe die meiste Zeit gelesen.«

»Ja. Aber das meinte ich nicht. Ich wollte sagen, Sie haben einen weiten Weg zurückgelegt, seit Sie hier ankamen. Das Geld, das Raumschiff …«

»O ja, ich habe eine Menge Geld verdient. Ich verdiene heute noch Geld. Mehr als je zuvor. Ich habe Geld in Louisville, Geld in New York, fünfhundert Dollar in der Tasche und beziehe eine Rente aus der Staatlichen Krankenversorgung. Ich bin jetzt amerikanischer Staatsbürger, Nathan. Man hat mir die Staatsbürgerschaft verliehen. Vielleicht könnte ich sogar Arbeitslosengeld bekommen. Ach ja, und World Enterprises ist enorm erfolgreich, Nathan, auch ohne mich. World Enterprises.«

Bryce, abgestoßen von der seltsamen Art, wie Newton aussah und redete, fand es schwierig, ihn anzuschauen, deshalb senkte er den Blick und sah auf den Tisch. »Könnten Sie das Raumschiff nicht fertig bauen?«

»Glauben Sie, dass sie mich lassen würden?«

»Mit all Ihrem Geld ...«

»Glauben Sie, dass ich das will?«

Bryce sah zu ihm auf. »Nun ja, wollen Sie?«

»Nein.« Dann nahm Newtons Gesicht wieder seinen älteren, gefassteren, menschlicheren Ausdruck an. »Oder doch, ja, vermutlich will ich es, Nathan. Aber nicht genug. Nicht genug.«

»Und was soll aus Ihrem Volk werden? Aus Ihrer Familie?«

Erneut setzte Newton sein sonderbares Lächeln auf. »Vermutlich werden sie alle sterben. Aber euch wahrscheinlich überleben.«

Bryce war überrascht von seinen eigenen Worten. »Hat man Ihnen den Verstand geraubt, als man Ihnen das Augenlicht nahm, Mr. Newton?«

Newtons Ausdruck blieb unverändert. »Sie haben nicht die geringste Ahnung von meinem Verstand, Nathan. Das liegt daran, dass Sie ein Mensch sind.«

»Sie haben sich verändert.«

Newton lachte leise. »Inwiefern? Bin ich zu etwas Neuem geworden oder zu etwas Altem zurückgekehrt?«

Bryce wusste nicht, was er dazu sagen sollte, und schwieg.

Newton goss sich ein kleines Glas ein und stellte es auf den Tisch. Dann sagte er: »Diese Welt ist ebenso eindeutig zum Untergang bestimmt wie Sodom, und daran kann ich nicht das Geringste ändern.« Er zögerte. »Ja, ein Teil meines Verstands ist verloren.«

Bryce versuchte zu protestieren: »Das Raumschiff ...«

»Das Raumschiff ist nutzlos. Es musste pünktlich fertiggestellt werden, und jetzt ist es zu spät. Unsere Planeten werden einander erst in sieben Jahren wieder nahe genug kommen. Sie bewegen sich schon auseinander. Und die Vereinigten Staaten würden niemals zulassen, dass ich es baue. Selbst wenn ich es fertig bauen würde, könnte ich es nicht starten. Und falls doch, würden sie die Antheaner verhaften, die damit zurückkehrten, und ihnen wahrscheinlich das Augenlicht rauben. Oder den Verstand ...«

Bryce trank sein Glas aus. »Sie haben gesagt, Sie hätten eine Waffe.«

»Ja, das habe ich gesagt. Es war gelogen. Ich habe keine Waffe.«

»Warum sollten Sie lügen ...?«

Newton beugte sich vor und stützte die Ellbogen vorsichtig auf den Tisch. »Nathan. Nathan. Ich hatte damals Angst vor Ihnen. Ich habe jetzt Angst. Ich hatte Angst vor allem Möglichen, jeden Augenblick, den ich auf diesem Planeten verbracht habe, diesem monströsen, schönen, furchterregenden Planeten mit all seinen eigenartigen Geschöpfen und seiner Überfülle an Wasser und menschlichen Wesen. Ich habe jetzt Angst. Ich werde Angst haben, wenn ich hier sterben muss.«

Er hielt inne, und als Bryce noch immer nichts sagte,

fuhr er fort. »Nathan, stellen Sie sich vor, sechs Jahre lang unter Affen zu leben. Oder unter Insekten, glänzenden, emsigen, hirnlosen Ameisen.«

Seit mehreren Minuten war Bryces Kopf vollkommen klar. »Ich glaube, Sie lügen, Mr. Newton. Wir sind keine Insekten für Sie. Am Anfang vielleicht. Aber jetzt nicht mehr.«

»O ja, ich liebe euch, natürlich. Einige von euch. Aber ihr seid trotzdem Insekten. Und letztlich bin ich vielleicht mehr wie ihr als wie ich.« Er lächelte auf seine alte, unergründliche Art. »Schließlich seid ihr mein Forschungsobjekt, ihr Menschen. Ich habe euch mein ganzes Leben lang studiert.«

Plötzlich rief der Barkeeper dazwischen. »Wollt ihr beiden frische Gläser?«

Newton leerte sein Glas. »Unbedingt«, sagte er. »Bringen Sie uns zwei neue Gläser, Mr. Elbert.«

Während Mr. Elbert mit einem orangfarbenen Lappen den Tisch abwischte, sagte Newton: »Mr. Elbert! Ich habe beschlossen, uns nun doch nicht zu retten.«

»Schade«, gab Elbert zurück. Er stellte die sauberen Gläser auf den feuchten Tisch. »Tut mir leid, das zu hören.«

»Traurig, nicht wahr?« Newton tastete nach der verstellten Flasche, fand sie und schenkte ihnen ein. Währenddessen sagte er: »Sehen Sie Betty Jo häufig, Nathan?«

»Ja. Betty Jo und ich leben jetzt zusammen.«

Newton nahm einen Schluck. »Als Paar?«

Bryce lachte leise. »Ja, als Paar, Mr. Newton.«

Newtons Gesicht war teilnahmslos geworden, ein Ausdruck, der, wie Bryce gelernt hatte, eine Tarnung für seine Gefühle war. »Das Leben geht also weiter.«

»Was um Himmels willen haben Sie denn erwartet?«, sagte Bryce. »Natürlich geht das Leben weiter.«

Plötzlich fing Newton an zu lachen. Bryce war überrascht; er hatte ihn noch nie lachen hören. Schließlich sagte sein Gegenüber, immer noch bebend vor Lachen: »Das ist gut. So ist sie wenigstens nicht einsam. Wo ist sie?«

»Zu Hause in Louisville, bei ihren Katzen. Wahrscheinlich betrunken.«

Newtons Stimme war jetzt wieder fest. »Lieben Sie sie?«

»Stellen Sie sich nicht so dumm«, sagte Bryce. Das Lachen hatte ihm nicht gefallen. »Sie ist eine gute Seele. Ich bin glücklich mit ihr.«

Newton lächelte jetzt, beruhigend. »Missinterpretieren Sie mein Lachen nicht, Nathan. Ich halte es für eine gute Idee, dass Sie beide zusammen sind. Sind Sie verheiratet?«

»Nein. Aber ich habe daran gedacht.«

»Heiraten Sie sie. Unbedingt. Heiraten und fahren Sie mit ihr in die Flitterwochen. Brauchen Sie Geld?«

»Das ist nicht der Grund, warum ich sie nicht geheiratet habe. Aber Geld könnte ich brauchen, ja. Wollen Sie mir welches geben?«

Newton lachte erneut. Er wirkte sehr zufrieden. »Selbstverständlich, ja. Wie viel wollen Sie?«

Bryce nahm einen Schluck. »Eine Million Dollar.«

»Ich schreibe Ihnen einen Scheck«, sagte Newton, tastete nach dem Scheckbuch in seiner Brusttasche und legte es auf den Tisch. »Früher habe ich immer die Sendung über den Eine-Million-Dollar-Scheck im Fernsehen gesehen«, sagte er. »Zu Hause.« Er schob Bryce das Scheckbuch zu. »Füllen Sie ihn aus, dann unterschreibe ich.«

Bryce nahm seinen Kugelschreiber von Woolworth aus der Tasche, schrieb erst sorgfältig seinen Namen und die Ziffern, 1 000 000 $, und am Ende auch noch einmal in Buchstaben darunter: Eine Million Dollar. Schließlich schob er das Scheckbuch wieder zurück. »Fertig«, sagte er.

»Sie müssen mir die Hand führen.«

Bryce stand auf, ging um den Tisch herum, steckte Newton den Kugelschreiber zwischen die Finger und führte sie, während der Antheaner seine Unterschrift daruntersetzte. Thomas Jerome Newton, mit klarer, fester Schrift.

Bryce legte den Scheck in seine Brieftasche. »Wissen Sie noch?«, sagte Newton. »Es gab diesen Film, er lief im Fernsehen, *Ein Brief an drei Frauen.*«

»Nein.«

»Nun, ich hatte ein Foto von diesem Brief und damit gelernt, eure Sprache zu schreiben. Das war vor zwanzig Jahren auf Anthea. Wir hatten einen klaren Empfang, auf mehreren Kanälen.«

»Sie haben eine schöne, klare Handschrift.«

Newton lächelte. »Natürlich. Wir haben alles extrem gut gemacht. Nichts wurde übersehen. Ich habe mich sehr anstrengen müssen, die Imitation eines menschlichen Wesens zu werden.« Er wandte sein Gesicht Bryce zu, als könnte er ihn tatsächlich sehen. »Und natürlich ist es mir gelungen.«

Bryce kehrte schweigend auf seinen Platz zurück. Er hatte das Gefühl, dass er Mitgefühl oder so etwas Ähnliches zeigen sollte, aber er empfand nichts. Und so blieb er stumm.

»Wo werden Betty Jo und Sie hinfahren? Mit dem Geld?«

»Keine Ahnung. An den Pazifischen Ozean vielleicht, nach Tahiti. Wahrscheinlich nehmen wir eine Klimaanlage mit.«

Newton setzte wieder sein Mondlächeln auf, das seltsame antheanische Lächeln. »Und weitertrinken, Nathan?«

Bryce war verunsichert. »Wir könnten es versuchen«, sagte er. Er wusste noch nicht wirklich, was er mit einer Million Dollar machen würde. Man ging davon aus, dass man sich Gedanken darüber machte, was man machen würde, wenn man eine Million Dollar geschenkt bekam, aber daran hatte er nie gedacht. Vielleicht würden sie tatsächlich nach Tahiti fahren und in einer Strohhütte weitertrinken, falls es in Tahiti noch so etwas wie Strohhütten gab. Wenn nicht, konnten sie auch im Tahiti Hilton absteigen.

»Nun, ich wünsche Ihnen alles Gute«, sagte Newton. Und dann: »Ich bin froh, dass ich etwas mit dem Geld anfangen konnte. Ich habe so schrecklich viel Geld.«

Bryce stand auf, um zu gehen. Er war müde und ein bisschen betrunken. »Und es gibt wirklich keine Chance …?«

Newton lächelte noch unergründlicher zu ihm auf als zuvor. Der Mund zwischen Gläsern und Hut war wie eine unsicher geschwungene Linie in der Zeichnung eines Kindes. »Aber natürlich, Nathan«, sagte er. »Natürlich gibt es eine Chance.«

»Also dann«, sagte Bryce. »Vielen Dank für das Geld.«

Wegen der dunklen Brille konnte er Newtons Augen nicht sehen, aber es schien so, als schauten sie überall hin. »Wie gewonnen, so zerronnen, Nathan«, sagte er. »Wie gewonnen, so zerronnen.« Dann fing er an zu zittern. Sein schlaksiger Körper beugte sich vor, der Filzhut fiel lautlos auf den Tisch und offenbarte das schneeweiße Haar. Dann sank der Antheanerkopf auf die dünnen Antheanerarme, und Bryce sah, dass er weinte.

Einen Moment lang stand er da und starrte auf ihn hinab. Dann ging er um den Tisch herum, kniete sich neben ihn und legte seinen Arm um Newtons Rücken. Er hielt ihn sacht fest, spürte, wie der federleichte Körper unter seinen Händen zitterte. Wie ein zarter, flatternder, verängstigter Vogel.

Der Barkeeper kam herüber, und als Bryce aufblickte, sagte er: »Sieht aus, als brauchte der Mann hier Hilfe.«

»Ja«, sagte Bryce. »Ja, das glaube ich auch.«

Zitatnachweis

Seite 38: Aus *Musée des Beaux Arts* von Wystan Hugh Auden. In: *Luftfracht. Internationale Poesie 1940 bis 1990.* Hrsg. v. Harald Hartung. Aus dem Englischen von Kurt Heinrich Hansen. Frankfurt/M.: Eichborn 1991, S. 38 f.

Seite 118: Aus *Walden oder Leben in den Wäldern* von Henry David Thoreau. Aus dem Amerikanischen von Emma Emmerich und Tatjana Fischer. Diogenes Verlag AG Zürich, 2015, S. 28.

Seite 166: Aus *If You Knew Susie* von Buddy DeSylva und Joseph Meyer. Erschienen 1925 bei Shapiro, Bernstein & Co. 1925.

Seite 169 und 170: Aus *White Christmas* von Bing Crosby und Irving Berlin. Erschien 1942 bei Decca.

Seite 170: Aus *Göttliche Komödie. Die Hölle* von Dante. Übersetzt von Philalethes. Diogenes Verlag AG Zürich, 1991, S. 23.

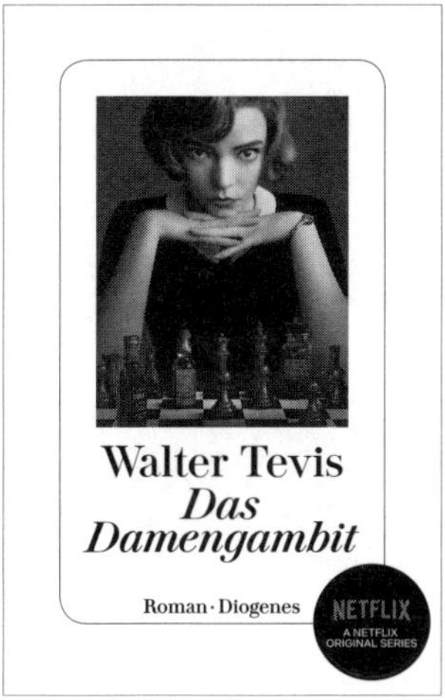

Roman
Aus dem Amerikanischen von Gerhard Meier
416 Seiten
Auch erhältlich als eBook und Hörbuch-Download

Mit acht entdeckt Beth Harmon im Waisenhaus zwei Möglichkeiten, der harten Realität zu entfliehen: die grünen Beruhigungspillen, die den Kindern täglich verabreicht werden. Und Schach. Das Mädchen ist ein Ausnahmetalent und gewinnt Turnier um Turnier, mit 16 spielt sie gegen lauter erwachsene Männer um die US-Meisterschaft. Ihr Weg führt steil nach oben, doch bei jedem Schritt droht der Abgrund von Sucht und Selbstzerstörung. Denn für Beth steht viel mehr auf dem Spiel als Sieg und Niederlage.

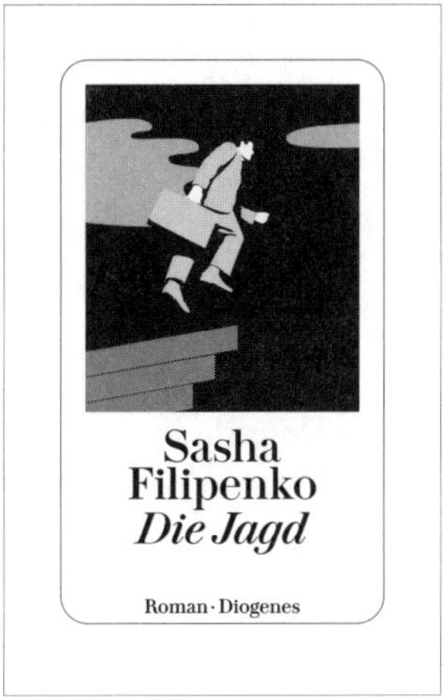

Roman
Aus dem Russischen von Ruth Altenhofer
288 Seiten
Auch erhältlich als eBook und Hörbuch-Download

Ein Journalist, der zu viel weiß. Ein Sohn, der seinen Vater verrät. Ein Oligarch, der keine Gnade kennt. Ein korrupter Schreiberling ohne jeden Skrupel. Medien, die auf Bestellung einen Ruf ruinieren. Sasha Filipenko erzählt die Geschichte des idealistischen Journalisten Anton Quint, der sich mit einem Oligarchen anlegt. Worauf dieser den Befehl gibt, Quint fertigzumachen. Die Hetzjagd ist eröffnet.